AF466452

ATLAS

DES

MALADIES DE LA PEAU

ET DES

PRINCIPALES MALADIES VÉNÉRIENNES

ATLAS

DES

MALADIES DE LA PEAU

ET DES

PRINCIPALES MALADIES VÉNÉRIENNES

A L'USAGE

des Médecins praticiens et des Étudiants

PAR

LE Dr E. JACOBI

Professeur extraordinaire et directeur de la clinique universitaire de Fribourg en Brisgau.

TRADUIT PAR LE Dr DUBOIS-HAVENITH

Agrégé à l'Université de Bruxelles.

PRÉCÉDÉ D'UNE PRÉFACE ET ACCOMPAGNÉ DE NOTES

PAR

E. GAUCHER

Professeur de Clinique des Maladies cutanées et syphilitiques
à la Faculté de médecine de Paris,
Médecin de l'hôpital Saint-Louis.

Avec 86 planches en couleurs

PARIS

OCTAVE DOIN, ÉDITEUR

8, PLACE DE L'ODÉON, 8

1904

PRÉFACE

DE M. LE PROFESSEUR GAUCHER

La tendance actuelle de l'enseignement n'est pas aux paroles, mais aux exemples ; l'élève demande surtout des leçons de choses. S'il est une branche de la médecine où l'instruction par la vue est particulièrement nécessaire, c'est assurément la Dermatologie. La description des lésions cutanées sans représentation figurée serait comparable à l'étude de la géographie sans cartes.

Les anciens dermatologistes n'avaient à leur disposition, pour leurs démonstrations, que les malades eux-mêmes. Alibert, qui est le véritable fondateur de l'enseignement clinique des maladies de la peau, ne faisait pas une leçon sans montrer, sur le sujet vivant, les altérations cutanées qu'il décrivait à son auditoire. Depuis Alibert, tous les médecins qui se sont succédé à l'hôpital Saint-Louis, surtout Bazin et Hardy, les plus célèbres d'entre eux, ont suivi son exemple. Cette tradition a été maintenue, dans la chaire de Clinique des Maladies cutanées et syphilitiques, par M. le Professeur Fournier et je m'efforce moi-même de la continuer également dans mes cours, en m'inspirant des leçons de mon illustre prédécesseur.

Mais cet enseignement clinique n'est pas toujours possible dans un cours didactique continu et méthodique. Les malades peuvent faire défaut le jour où le professeur est appelé à décrire, d'après l'ordre de son programme, une affection cutanée déterminée. C'est pour obvier à ce défaut d'exemples vivants, qu'on a été amené à remplacer les malades absents par la reproduction exacte de leurs lésions, au moyen du dessin et de l'aquarelle ou par des moulages.

Les moulages coloriés sont arrivés aujourd'hui à un tel degré de perfection qu'ils représentent les affections cutanées avec toute l'exactitude désirable. La configuration, la saillie, la couleur des lésions sont fidèlement reproduites et donnent l'illusion de la réalité ; le diagnostic d'une maladie peut se faire sur un moulage aussi bien que sur le malade lui-même.

La première collection de moulages dermatologiques, la première en date et aussi la principale, sous le rapport du nombre, de la richesse et de la perfection des pièces exposées, est, sans contredit, celle du musée de l'hôpital Saint-Louis. L'artiste qui, à lui seul, a exécuté toutes ces pièces, par un procédé qu'il n'a fait connaître à personne, est resté supérieur à tous ceux qui l'ont imité. Il n'est que juste de saluer la mémoire du médecin qui l'a mis en œuvre et d'associer le nom de Lailler à celui de M. Baretta. C'est par la ténacité et le dévouement de Lailler que fut fondé le musée de l'hôpital Saint-Louis, que tous les étrangers nous envient et dont de nombreuses pièces sont reproduites dans l'atlas de M. Jacobi.

Les moulages ne peuvent servir que pour l'enseignement oral ; pour l'enseignement écrit, les dessins et les aquarelles doivent nécessairement les remplacer. De tout temps, les dermatologistes ont compris l'utilité d'illustrer leurs livres par des images, pour éclairer leurs descriptions ; mais, jusqu'à ces dernières années, des difficultés matérielles s'opposaient à la réalisation de leur désir. Pendant longtemps, on ne put exécuter que des gravures, dont chaque exemplaire, devant être colorié séparément, ne pouvait appartenir qu'à de rares privilégiés. L'invention de la chromolithographie vulgarisa les images coloriées et les rendit accessibles au plus grand nombre ; mais ce n'est que peu à peu que les progrès de l'industrie et de l'art modernes permirent enfin d'exécuter, à peu de frais, la reproduction fidèle et complète des lésions cutanées.

Aujourd'hui, l'on peut dire que les chromolithographies, sous le rapport de l'exactitude, valent presque les moulages ; elles ont sur ceux-ci l'avantage d'être à la portée de tous. A ce titre, l'atlas de M. Jacobi rendra de grands services et c'est pourquoi je n'ai pas hésité à en présenter l'édition française au public médical et à la recommander.

La traduction du texte de cet ouvrage a été faite par M. le Dr Dubois-Havenith (de Bruxelles), dont tous les dermatologistes connaissent la compétence. Je n'ai eu qu'à ajouter, aux dénominations pathologiques adoptées par l'auteur allemand, les synonymes qui sont plus habituellement employés en France. Ce qui rend, en effet, particulièrement difficile l'étude de la dermatologie pour les débutants, c'est la multiplicité des noms donnés souvent à la même maladie. Il y aurait grand intérêt à établir, à défaut d'une nomenclature nosologique uniforme pour tous les pays, une synonymie complète de toutes les affections cutanées, qui simplifierait beaucoup une science, qu'on semble avoir compliquée à plaisir. Je crois que la publication, en France, d'un atlas étranger peut contribuer beaucoup à la réalisation de ce progrès, en indiquant pour chaque maladie, dont on met la représentation figurée sous les yeux du lecteur, le nom français à côté du nom étranger, pour bien montrer que ces noms ne s'appliquent pas à des maladies différentes.

En terminant cette préface, je tiens à dire que je ne suis pas toujours, sur les questions doctrinales, de l'avis de M. Jacobi ; mais comme, dans cet ouvrage, les questions doctrinales tiennent peu de place, je pense qu'il n'y a pas lieu de s'y arrêter plus longuement que dans les quelques notes que j'ai ajoutées au texte de l'auteur. Les planches sont fort bien exécutées et d'une exactitude irréprochable ; c'est tout ce qu'on doit demander à un atlas et celui-ci remplit parfaitement son but. Il est certainement supérieur à toutes les autres publications similaires et il a sur elles l'avantage de coûter beaucoup moins cher.

Ern. Gaucher.

Paris, décembre 1903.

ÉRYTHÈME EXSUDATIF MULTIFORME

SYNON. : Érythème polymorphe.

PLANCHES I ET II.

L'érythème multiforme est une maladie de la peau, fréquente surtout au printemps et en automne, qui se présente d'ordinaire sous l'aspect d'une infection générale. En quelques jours, des taches, des papules, des vésicules ou des bulles se développent aux sièges d'élection : au dos de la main et au dos du pied, à la face postérieure de l'avant-bras, à la face antérieure de la jambe, souvent aussi au visage et à d'autres parties du corps, rarement — dans les cas d'éruption très abondante seulement — à la paume de la main et à la plante du pied. — Érythème maculeux, papuleux (fig. 3) ; érythème annulaire ou gyraté (fig. 1, 2), lorsqu'il y a involution centrale ; ou érythème vésiculeux (fig. 4). L'agent morbide est inconnu.

Le bord de ces éléments est d'un rouge vif ; il est d'ordinaire le siège d'une infiltration. Le centre est souvent déprimé et présente une coloration livide, principalement quand l'affection est déjà ancienne et siège aux membres inférieurs.

Le tableau morbide est polymorphe, en ce sens que tous les degrés d'exsudation peuvent s'y présenter à la fois. Si des papules ou des vésicules annulaires se montrent concentriquement disposées, l'affection porte le nom d'Herpès iris ou mieux d'Érythème iris[1].

Au cours de l'affection, les papules s'affaissent et pâlissent sans desquamation, les vésicules se dessèchent ; s'il n'y a pas de nouvelles poussées,

Fig. 1 et 2. — Moulages de la clinique de M. le professeur Neisser, à Breslau (Kröner).

Fig. 3. — Moulage de Breslau.

Fig. 4. — Idem. Éruptions bulleuses répétées chez une couturière de 25 ans ; forte fièvre ; articulations atteintes.

---

[1] L'herpès iris a été décrit par Bazin comme une maladie spéciale, sous le nom d'*Hydroa vésiculeux* ou d'*Hydroa bulleux*. En réalité, c'est une simple forme de l'érythème polymorphe (Gaucher).

›ut est fini en quelques semaines. Il n'est pas rare de voir les articulations se rendre ; les complications du côté des organes internes ne doivent en général as être rapportées à l'érythème; par contre, dans les affections internes, des rythèmes toxiques peuvent se montrer, qui ne doivent pas être identifiés avec érythème multiforme vrai.

Le *diagnostic*, dans les cas typiques, ne présente aucune difficulté : le ébut aigu, les manifestations générales, l'absence de symptômes subjectifs - à part une légère sensation de cuisson, — enfin la guérison sans desqua- ation feront aisément reconnaître la maladie.

Les syphilides se distinguent par leur coloration et d'ordinaire aussi par ur localisation. L'eczéma suinte et est prurigineux. L'urticaire, dont l'érup- on peut avoir de l'analogie avec celle qui nous occupe, est plus fugace. La ichophytie, qui, elle aussi, peut être concentrique, desquame ; elle est pru- gineuse et ne se localise presque jamais d'une manière aussi typique.

Le *pronostic* est tout à fait favorable.

Traitement. Étant donné qu'il s'agit très vraisemblablement d'une maladie fectieuse et qu'il n'est pas rare de voir des manifestations articulaires se ontrer au cours de l'affection, on donne d'ordinaire le salicylate de soude à dose de 2 à 4 grammes ou des préparations analogues. Localement, si la nsation de cuisson est intense, on prescrira des pansements à l'acétate d'alu- ine à 1 p. 100; lorsque l'affection est vésiculeuse, on aura recours aux veloppements humides alcoolisés.

ÉRYTHÈME NOUEUX

PLANCHE III, fig. 5.

Parfois associé à l'érythème multiforme, d'ordinaire isolé, l'érythème noueux se caractérise par des nodosités dont le volume varie de celui d'une noisette à celui d'une noix et dont l'aspect, au premier abord, fait penser à une contusion (érythème contusiforme); ces nodosités se montrent principalement à la face antérieure des jambes, rarement en d'autres endroits du corps; l'éruption s'accompagne d'une fièvre élevée et souvent de douleurs et de gonflements articulaires; sa durée est de deux à trois semaines. Cette affection est très probablement de nature infectieuse. La coloration de l'éruption est d'un rouge vif au début; elle montre ensuite toute la gamme des nuances par lesquelles passe la matière colorante du sang en voie de résorption. Des complications — l'endocardite surtout — se produisent parfois du côté des organes internes; on constate aussi parfois des hémorragies des muqueuses.

Le *diagnostic* est facile : la localisation et la coloration des nodosités l'imposent. Les contusions sont rarement aussi nombreuses; leur distribution est autre; elles s'accompagnent ordinairement de desquamation épithéliale. Les gommes se développent insidieusement; elles ont une tendance à la destruction; leur coloration les distingue. L'érythème induré de Bazin, qui a la même localisation, est une maladie essentiellement chronique.

Le *pronostic* est favorable dans les cas non compliqués, réservé lorsqu'il y a endocardite.

Le *traitement* consiste dans le repos au lit et l'administration de préparations salicylées.

Fig. 5. — Moulage de la clinique du professeur Lesser à Berlin (Kolbow). Femme; 36 ans; pas de manifestations articulaires, traitement ambulatoire.

PURPURA HÉMORRAGIQUE[1]

PLANCHE III, fig. 6.

Le purpura est probablement une maladie infectieuse, dans laquelle on observe comme symptôme principal des hémorragies cutanées d'intensité variable : pétéchies, ecchymoses, vibices. Les premières atteignent la dimension d'un pois ; les dernières sont linéaires ; les ecchymoses ou suggillations sont des hémorragies en surface dont la coloration rouge clair ou violacée ne disparaît pas par la pression du doigt ou d'une lame de verre. Les extrémités inférieures sont le siège de prédilection du purpura ; ce sont surtout les personnes jeunes qui en sont atteintes. Il s'accompagne d'ordinaire de douleurs rhumatismales, le plus souvent localisées à l'articulation du genou ; la fièvre n'est pas rare. Les cas de purpura sont surtout nombreux au printemps et à l'automne (purpura ou péliose rhumatismale)[2]. De nouvelles poussées augmentent sans cesse — parfois d'une façon extraordinaire — le nombre des hémorragies ; au bout de quelques semaines, celles-ci cessent et le sang extravasé passe, en se résorbant, par la gamme des nuances que l'on connaît.

Certaines variétés de purpura différentes de celles que nous venons de décrire, telles que la maladie de Werlhoff et le scorbut, dans lesquelles les organes internes et les muqueuses sont presque toujours très sérieusement atteints, constituent des maladies graves, tandis que le purpura simple est une affection bénigne.

Fig. 6. — Moulage de la clinique du professeur Kaposi à Vienne (Dr Henning). Hémorragies nombreuses intra-cutanées et sous-cutanées. Coloration ictérique de la peau.

---

[1] Cette description ne s'applique qu'au *purpura primitif ou idiopathique :* à côté de lui, il faudrait faire une place aux *purpuras infectieux secondaires*, aux *purpuras toxiques* (principalement au purpura iodique), aux *purpuras mécaniques* (par excès de pression, dans l'asystolie) et aux *purpuras de l'angio sclérose.* — En réalité le purpura n'est pas une maladie, mais un syndrome (Gaucher).

[2] Au point de vue étiologique ce purpura est très voisin de l'érythème polymorphe ; il lui est souvent associé (Gaucher).

Le *diagnostic* est facile ; le *pronostic*, dans le purpura simple, est bénin.

On ordonnera le repos au lit et l'élévation des extrémités ; la *thérapeutique* médicamenteuse comprendra l'administration de remèdes hémostatiques, tels que l'ergotine, le perchlorure de fer, etc. ; la nature probablement infectieuse de la maladie autorise l'administration de salicylate de soude (2 à 4 grammes par jour).

URTICAIRE

PLANCHES IV, V ET VI.

L'urticaire est caractérisée par la production de papules planes, fortement prurigineuses, blanches, d'un rouge clair (fig. 7), plus rarement d'un rouge foncé (fig. 8), ou livides. Leurs dimensions sont très variables; elles sont isolées, groupées ou confluentes. Elles peuvent disparaître avec une rapidité égale à celle de leur apparition, sans laisser d'ordinaire de pigmentation. Par leur confluence, ces efflorescences peuvent devenir serpigineuses. L'étendue de la surface cutanée atteinte est extrêmement variable; il n'est pas rare de voir l'affection envahir une grande partie de la surface du corps, soit en une fois, soit par poussées successives. La peau de certaines personnes réagit à toutes les excitations cutanées par la formation de papules urticariennes; chez elles, toute raie faite à la surface de la peau se transforme en une élevure ortiée (urticaire factice). Tantôt cet état est congénital, tantôt il est le résultat d'une maladie cutanée antérieure.

Chez l'enfant, on observe des poussées fréquentes de petites papules d'aspect ortié, mêlées à de vraies plaques d'urticaire; celles-ci présentent souvent à leur surface une vésicule ou une croûtelle sanguine (*Lichen ortié ou Strophulus*, fig. 10)[1]; cette affection mérite une attention spéciale, car elle précède dans un grand nombre de cas une maladie grave, souvent incurable : le prurigo.

Avec l'urticaire il faut ranger l'œdème circonscrit, appelé également urticaire géante, qui n'atteint pas seulement la peau, mais aussi les tissus pro-

Fig. 7. — Moulage de la clinique du professeur Neisser à Breslau (Kröner). Homme; 30 ans; souffre depuis un an d'urticaire chronique.

Fig. 8 et 10. — Moulages de la même clinique.

---

[1] Le strophulus est une affection papuleuse propre à l'enfance, complètement distincte de l'urticaire. Il précède, en effet, quelquefois le prurigo (Gaucher).

fonds ; l'œdème apparaît brusquement et disparaît rapidement; cette maladie est rare et dans la plupart des cas héréditaire.

L'*urticaire pigmentaire*, doit aussi être mentionnée ici. C'est une maladie très rare qui apparaît dans l'enfance (fig. 9). Les efflorescences persistent très longtemps et laissent après elles une pigmentation très prononcée ; elles présentent les phénomènes de l'urticaire factice et, en général, durent toute la vie.

L'urticaire est causée par des excitations cutanées externes (piqûres d'insectes, orties, poils de chenilles), mais l'éruption ne reste pas toujours localisée à la région cutanée touchée par l'excitant. Le plus souvent, l'urticaire a une cause gastro-intestinale : absorption de certains médicaments ou de certains aliments (poissons, crustacés, fruits, surtout les fraises). Des troubles digestifs coïncident dans ce cas avec l'urticaire : on observe des vomissements, de la diarrhée (urticaire ab ingestis).

Des maladies internes, celles-là surtout qui entraînent une altération du sang (leucémie, diabète) s'accompagnent souvent d'urticaire. Les affections génitales chez la femme peuvent, de même que les troubles digestifs, provoquer l'urticaire; chez les hommes, on l'observe parfois après le cathétérisme uréthral au moyen de bougies, etc. Les femmes enceintes présentent souvent de l'urticaire factice, qui disparaît après la délivrance. En dehors de ces formes, il existe un grand nombre de cas d'urticaires chroniques dont l'étiologie est inconnue et qui sont extrêmement rebelles à tout traitement.

Le *diagnostic* d'urticaire se fait par la constatation des papules typiques et du prurit. Certains exanthèmes médicamenteux sont très difficiles à distinguer de l'urticaire.

Le *pronostic* est réservé dans l'urticaire chronique des enfants (prurigo !) ; dans les autres cas, il est favorable, à l'exception des formes d'urticaire chronique dans lesquelles le prurit et l'insomnie influencent l'état général d'une façon défavorable.

Le *traitement* n'a de chances de succès que lorsque l'on peut déterminer et écarter la cause de l'urticaire; il faut surtout porter son attention vers les troubles digestifs et les affections générales. Il n'est pas rare de faire disparaître une urticaire invétérée chez la femme par la guérison d'une affection

Fig. 9. — Idem. Enfant de 2 ans, atteint simultanément de tétanie ; l'affection est répandue sur tout le corps; les réflexes cutanés sont exagérés; on observe de l'urticaire factice sur la surface entière du corps.

génitale. Si l'on ne relève aucun élément étiologique, on essaiera l'atropine, l'arsenic, la pilocarpine, l'ergotine, et, éventuellement, le chlorate de potasse[1]. La thérapeutique visera surtout dans ces cas à atténuer le prurit parfois extraordinairement intense. On n'emploiera les opiacés qu'avec la plus grande prudence ; on leur préférera les hypnotiques ; l'antipyrine coupe parfois aussi les accès de prurit.

Dans le traitement externe, il faut tenir compte de ce fait que chaque malade réagit d'une manière différente au froid et au chaud. La chaleur, sous forme de bains chauds ou de douches chaudes, est parfois utile : mais, les applications froides rendent parfois de plus grands services. En outre, on essaiera les lavages à l'alcool, à l'alcool de menthe, à la liqueur détergeante au coaltar. On a employé aussi avec succès, contre le prurit, le tuménol, l'ichthyol, l'acide phénique et récemment le bromocol, soit sous forme de solution, soit sous forme de pommade.

Il faut éviter toute irritation mécanique de la peau par des frottements ou par le port de linge rugueux.

---

[1] Tous ces médicaments sont inutiles et quelques-uns sont dangereux (Gaucher).

ENGELURES

Synon. : Érythème pernio.

Planche VII, fig. 11.

A l'entrée de la saison froide, et souvent par l'action d'un froid très peu intense, on voit se produire, surtout chez les individus jeunes et anémiques, des nodosités d'un rouge livide ou des gonflements de consistance pâteuse, qui, notamment, sous l'influence de la chaleur, sont le siège d'un prurit intense ; les mains et les pieds (fig. 11) sont surtout affectés, rarement le visage et les oreilles. Des lésions mécaniques légères produisent dans ces régions un soulèvement de l'épiderme donnant naissance à une bulle dont le contenu est séro-sanguinolent ; cette bulle fait place à un ulcère légèrement atonique, à guérison lente. Dans la plupart des cas existe une prédisposition héréditaire. Au début de la saison chaude, la guérison se produit spontanément, mais il faut presque toujours s'attendre à des récidives.

Le *diagnostic* d'engelures est facile à poser, vu la localisation du mal et son début coïncidant avec l'entrée de la saison froide. Pour le *pronostic*, on tiendra compte de la fréquence des récidives.

Le *traitement* tendra surtout à combattre l'anémie qui existe presque toujours et à endurcir autant que possible la peau. Lorsque les engelures se sont transformées en ulcères, il faut traiter ceux-ci, par des pansements humides (solution faible de nitrate d'argent), ou une pommade au baume du Pérou contenant 1 p. 100 de nitrate d'argent, pour favoriser le processus d'épidermisation. On traitera les troubles circulatoires et les altérations vasculaires par le massage, les bains chauds suivis de lotions alcoolisées, les badigeonnages à la teinture d'iode, au collodion ou à la traumaticine, par les pansements humides alcoolisés ou par des frictions énergiques avec une pommade contenant 10 p. 100 de chlorure de chaux.

Fig. 11. — Moulage de la clinique du professeur Neisser à Breslau (Kröner).

MALADIE DE RAYNAUD

SYNON. : Asphyxie locale ou gangrène symétrique des extrémités.

PLANCHE VII, fig. 12.

La maladie de Raynaud provient d'une altération, d'origine centrale, dans l'innervation des vaisseaux cutanés ; dans cette affection, on voit se produire aux deux mains ou aux deux pieds, par accès, de l'asphyxie locale, accompagnée d'une sensation de froid et d'engourdissement ; la peau est très pâle ou même cyanosée (fig. 12). La maladie peut se borner durant de longues années à l'apparition de ces phénomènes ; mais elle peut aussi conduire à une nécrose, débutant généralement par l'extrémité des doigts ou des orteils (gangrène symétrique).

Le *traitement* visera à améliorer la circulation par les bains chauds, le massage, etc., mais les résultats sont peu encourageants.

Fig. 12. — Moulage de la clinique du professeur Neisser à Breslau (Kröner). Voir *Verhandlungen des Breslauer Dermatologen-congress*, 1901.

LUPUS ÉRYTHÉMATEUX

PLANCHES VIII ET IX

Le lupus érythémateux a pour siège de prédilection, le visage (fig. 13), les oreilles (fig. 14), le cuir chevelu (fig. 16), plus rarement les extrémités (fig. 15). Il consiste en une altération de la peau qui produit au début quelques papules rouges typiques ; celles-ci en s'étendant à la périphérie, se transforment en disques dont le bord, d'un rouge vif, est couvert de squames fortement adhérentes et, lorsque l'affection est ancienne, verdâtres. Si l'on détache ces squames, on voit leur face inférieure revêtue de prolongements épidermiques correspondant aux orifices folliculaires dilatés. A la périphérie, on trouve aussi des bouchons analogues aux comédons, mais plus secs et d'aspect moins graisseux. Chaque plaque se développe à la périphérie avec une extrême lenteur, tandis qu'au centre, il se produit, sans ulcérations préalables, des cicatrices atrophiques, souvent parcourues par des vaisseaux ectasiés. La localisation faciale la plus fréquente est le nez et les joues ; l'aspect général, dans ce cas, est celui d'un papillon. L'atrophie cicatricielle amène au cuir chevelu une alopécie définitive.

La rougeur disparaît complètement par la pression ; on ne voit jamais, sous la pression d'une lame de verre, apparaître de nodules lupeux, comme dans le lupus vulgaire, qui doit être complètement séparé du lupus érythémateux. Parfois des nodosités très semblables aux engelures se montrent aux doigts ; les rhagades et les fissures qu'elles provoquent peuvent causer de vives douleurs ; à part celles-ci, il n'y a que peu ou pas de symptômes objectifs. En dehors de la forme décrite, appelée lupus érythémateux discoïde, il y a une forme aiguë, le lupus érythémateux disséminé, dans lequel de nombreuses efflorescences se montrent au visage et sur le corps en même temps que surviennent de la fièvre et des symptômes généraux ; ces efflorescences ne s'étendent jamais par la périphé-

Fig. 13, 14, 15. — Moulages de la clinique du professeur Neisser, à Breslau (Kröner).

Fig. 16. — Moulage de l'hôpital Saint-Louis, à Paris (Baretta). N° 1437. Vidal. Lupus érythémateux des mains et du visage, datant de deux ans.

ie comme dans la forme discoïde, mais guérissent en laissant après elles ne marque cicatricielle. Cette dernière forme peut se développer sur un ıpus érythémateux discoïde déjà existant, ou bien elle est autonome. Elle onstitue toujours une affection grave.

Étiologie. L'agent morbide du lupus érythémateux est inconnu. On a essayé, ans ces dernières années, de rattacher cette affection à la tuberculose : les oxines du bacille tuberculeux situé en l'un ou l'autre point de l'organisme, nais non *in loco*, produiraient cette affection (tuberculide). Cette assertion n'est as prouvée[1].

Le *diagnostic* du lupus érythémateux repose sur la localisation, la forme dis-oïde, la production caractéristique des squames, la dilatation des orifices folli-ulaires et l'atrophie cicatricielle centrale. La syphilis et le lupus vulgaire euvent surtout prêter à confusion. La première se distingue par l'étendue de 'infiltration, la couleur cuivrée, ou vin de Bourgogne des éléments, ainsi que par la coexistence d'autres manifestations spécifiques qui manquent rarement. Dans le lupus vulgaire, on observe des nodules et des ulcères. Le psoriasis et es affections mycotiques, ne laissant pas après eux d'atrophie cicatricielle, peuvent être facilement exclus.

Le *pronostic* doit être réservé, car, dans la forme discoïde, le traitement est parfois infidèle ; la forme disséminée constitue, comme nous l'avons déjà signalé, une maladie générale grave.

Traitement. Le lupus érythémateux au bout d'une période de temps dont il est impossible de prévoir la durée, guérit sans laisser de destruction grave ; il faut donc éviter toute intervention trop énergique. Parmi les moyens externes, ceux qui amènent un écoulement abondant de sang et de sérosité hâtent souvent la guérison. Les lavages énergiques au savon, la cautérisation tout à fait superficielle avec le plat du thermo-cautère, les badigeonnages à la teinture d'iode, les frictions avec un onguent au soufre ou à la résorcine sont souvent très utiles ; mais toute application irritante doit être suivie d'un temps de repos pendant lequel on se servira de pommades ou d'emplâtres indifférents jusqu'à la fin de la réaction. L'emplâtre mercuriel rend parfois des services.

Dans les cas rebelles, l'administration interne, longtemps continuée, de quinine, avec application externe simultanée de teinture d'iode, donne parfois de bons résultats.

---

[1] La nature tuberculeuse du Lupus érythémateux n'est pas démontrée bactériologiquement, mais elle est prouvée cliniquement. Cette affection est vraisemblablement une tuberculose cutanée toxinique (Gaucher).

LUPUS VULGAIRE

SYNON. : Lupus tuberculeux.

PLANCHE X, fig. 17 ET PLANCHE XV, fig. 25.

Le lupus vulgaire (tuberculeux) est la plus importante de toutes les maladies de la peau dues au bacille tuberculeux, autant en raison de sa fréquence relative qu'à cause de la gravité des altérations et des destructions qu'il entraîne. Dans la plupart des cas, sinon dans tous les cas, il provient d'une inoculation extrinsèque.

L'efflorescence primaire, le nodule lupique, est constitué par une tache dont la coloration va du brun au brun-rouge, et qui, sous la pression d'une lamelle de verre, paraît jaune pâle, — tache légèrement transparente, d'un aspect luisant et cireux, ne dépassant pas le niveau de la peau et recouverte d'un épiderme normal. Leur consistance est plus molle que celle de la peau normale ; une sonde à bout fin, appuyée sur la peau pénètre déjà de 1 à 2 millimètres, par une pression modérée (lupus vulgaire maculeux, fig. 17).

Par la confluence de nodules voisins et par leur extension à la périphérie se produit une saillie peu élevée (lupus tumidus). Les nodules lupiques peuvent guérir par dégénérescence graisseuse et par résorption accompagnée d'exfoliation, ou bien se transformer en ulcères à bords plats, mous et d'ordinaire coupés à pic, rarement surplombants ; le fond de ces ulcères est le siège d'une prolifération granuleuse plus ou moins intense ; il saigne légèrement (lupus ulcéreux, fig. 23). La prolifération granuleuse peut simuler une hypertrophie (lupus hypertrophique, fig. 19). Si ces granulations se recouvrent de masses cornées, ce qui est souvent le cas aux doigts et aux orteils, la lésion prend un aspect verruqueux (lupus vulgaire verruqueux, fig. 26). La tuberculose verruqueuse de la peau décrite par Riehl et Paltauf n'est probablement

Fig. 17, 23, 19, 26. — Moulages de la clinique du professeur Neisser, à Breslau (Kröner).

Fig. 18. — Moulage de l'hôpital Saint-Louis, de Paris (Baretta). N° 1059. Guibout.

Fig. 19. — Moulage de la clinique du professeur Neisser, de Breslau (Kröner). La malade vit encore !

qu'une variété du lupus verruqueux. Lorsque les parties centrales guérissent et qu'à la périphérie les nodules lupiques ou les ulcérations s'étendent d'une manière polycyclique, le lupus devient serpigineux (lupus serpigineux, fig. 23).

Au niveau des muqueuses, le lupus forme des nodules blancs, brillants, recouverts d'un épithélium épaissi ; celui-ci se détruit bientôt, et il se produit des ulcères lupiques, d'aspect analogue à ceux de la peau.

Au point de vue anatomique, le lupus siège dans la peau et le tissu sous-cutané ; il n'entreprend jamais les aponévroses, les muscles ou les os, si ce n'est secondairement.

La localisation la plus fréquente du lupus est le visage, et surtout le nez ; celui-ci se résorbe et se ratatine, comme si on l'avait usé par frottement « abgegriffenen Nase » (fig. 17 et 18). Les os du nez restent intacts ; ce fait est même caractéristique du lupus. L'affection peut débuter par la peau ou par la muqueuse ; lorsqu'elle se prolonge, elle peut entraîner les mutilations les plus hideuses (fig. 22 : destruction des yeux, microstomie).

Il n'est pas rare de voir le lupus se localiser aux extrémités (fig. 20) et aboutir, par oblitération des vaisseaux nourriciers, à la destruction de phalanges ou même de doigts et d'orteils entiers (lupus mutilant, fig. 25). Il arrive aussi que les os des phalanges ne soient pas détruits et que l'examen radiographique les fasse découvrir, luxés, au milieu du tissu cicatriciel.

Le lupus est une affection essentiellement chronique qui débute souvent dans la plus tendre enfance — rarement plus tard ; — il s'étend lentement ; ou bien il donne naissance à de nouveaux foyers. L'état général n'est pas altéré ou ne l'est guère, bien que les personnes atteintes de lupus soient plus exposées que les autres à la tuberculose des organes internes. Au cours du lupus, les vaisseaux lymphatiques peuvent être infectés par le bacille tuberculeux ; il se forme des abcès froids qui s'ouvrent à l'extérieur ; ainsi se produisent les gommes scrofuleuses (fig. 26), que l'on rencontre aussi en dehors du lupus. L'obstruction des lymphatiques efférents associée à l'érysipèle — qui complique fréquemment le lupus — entraîne une tuméfaction éléphantiasique des extrémités et des organes génitaux (fig. 24) ; lorsque le lupus guérit, l'origine de cet éléphantiasis peut être très difficile à déterminer. Sur un lupus ancien, se développe parfois une forme maligne de l'épithéliome

Fig. 20, 24, 25, 26. — Moulages de la clinique du professeur Neisser, de Breslau (Kröner).

Fig. 21. — Moulage de l'hôpital Saint-Louis, à Paris (Baretta). Besnier. Homme de 51 ans, atteint de lupus depuis 22 ans ; il n'a été que peu traité ; jamais on n'a employé le thermo-cautère.

(fig. 21), plus rarement un néoplasme bénin d'origine épithéliale, la corne cutanée (fig. 18).

Un lupus secondaire se développe parfois dans la peau à la suite d'une tuberculose d'autres tissus ; ce sont surtout la tuberculose osseuse et les fistules ganglionnaires de longue durée qui donnent naissance à cette forme de lupus ; les nodules lupiques se rencontrent le plus souvent dans ce cas à l'intérieur et dans le voisinage de la cicatrice.

Le *diagnostic* du lupus vulgaire ne présente pas de difficultés si l'on constate l'existence des nodules typiques, qui ressortent surtout lorsque l'on chasse le sang par pression au moyen d'une lame de verre ; si la pression avec la sonde révèle la mollesse du tissu, le diagnostic est assuré. Mais les nodules ne sont pas visibles à tous les stades. Il faut alors considérer surtout la marche ultrachronique de la maladie — la syphilis produit en beaucoup moins de temps des destructions plus profondes et plus étendues — le début habituel dans la jeunesse, l'absence de douleurs, et enfin la réaction déterminée par l'injection d'ancienne tuberculine de Koch ; ce dernier critérium est absolument sûr. Au point de vue du diagnostic différentiel les maladies les plus importantes sont le lupus érythémateux (dans lequel manquent les nodules et les ulcères), l'acné rosacée (dans laquelle se produisent des végétations tubéreuses, tandis que les nodules font défaut), la trichophytie profonde (dans laquelle il n'y a pas de destruction ulcéreuse, mais où l'on peut démontrer l'existence du champignon parasite), et surtout la syphilis ulcéreuse. Celle-ci n'est pas toujours facile à exclure ; cependant l'insuccès du traitement spécifique, la prédilection de la syphilis pour les os, la réaction typique après injection de tuberculine permettront de trancher la question.

Le *pronostic* quoad vitam est favorable, les cas de tuberculose généralisée mis à part ; le pronostic quoad sanationem était jusqu'ici absolument défavorable dans les cas de lupus étendu. Seuls les foyers récents, pas trop étendus et favorablement situés pour l'excision pouvaient être guéris d'une façon durable. Nous espérons que le procédé récemment introduit par Finsen constituera un moyen de guérison durable de ces cas graves de lupus, qui, jusqu'ici, doivent être rangés, à cause des mutilations qu'ils entraînent, parmi les maux les plus terribles qui puissent atteindre un être humain.

Le succès de la *thérapeutique* dépend surtout du diagnostic précoce ; si le foyer lupique est assez circonscrit pour pouvoir être enlevé en entier sans trop grande perte de substance, le meilleur procédé est l'extirpation radicale, comme s'il s'agissait d'une tumeur maligne ; on comble la perte de substance par suture ou par greffe. Lorsque les lésions sont étendues, lorsque le tissu sous-cutané et les lymphatiques sont fortement entrepris, ce procédé donne des résultats moins bons et moins sûrs. Le curettage, la scarification, la cautérisation au galvanocautère ou au Paquelin, l'air chaud (ce dernier mode de traitement expose aux chéloïdes), employés soit seuls, soit combinés avec les caustiques peuvent donner temporairement de bons résultats apparents, mais la récidive est presque inévitable.

Parmi les caustiques, les meilleurs sont l'arsenic, sous forme de pâte du frère Cosme (lorsque le lupus est étendu, la toxicité et la douleur n'en permettent guère l'emploi) ainsi que l'acide pyrogallique en pommades de concentration graduée (de 2 à 10 p. 100). Ces deux agents ont une action élective : ils détruisent le tissu morbide et respectent les parties saines, mais ils n'empêchent pas les récidives. Le nitrate d'argent en crayon (surtout associé au nitrate de potasse pour augmenter sa consistance) sert à percer les nodules recouverts par l'épiderme ; on l'emploie dans le traitement des ulcères, en solutions très concentrées, mais son action est en général trop superficielle. Le chlorure de zinc et la potasse caustique agissent profondément et énergiquement, mais ils détruisent aussi le tissu sain. Sous l'influence de pansements au sublimé à 1 p. 1000 ou au permanganate de potasse à 2 p. 100, les ulcérations, il est vrai, se cicatrisent, mais ce résultat n'est que temporaire.

Le lupus des muqueuses doit être cautérisé avec l'acide lactique, le thermocautère ou le galvanocautère. Les injections de tuberculine ancienne ou de tuberculine T. R. ne guérissent pas le lupus.

Toutes les méthodes précitées ne conduisent à la guérison que dans un petit nombre de cas, et seulement au bout d'un temps très long. Le traitement par les rayons X, jusqu'à production d'une escarre, paraît donner parfois de meilleurs résultats. Mais les ulcères ainsi produits ne guérissent qu'avec une extrême lenteur ; d'autres fois, la peau subit une transformation scléreuse ; aussi ce procédé est-il peu usité.

Les meilleurs résultats, sans conteste, aussi bien au point de vue de l'esthétique qu'au point de vue de la stabilité de la guérison, même dans les cas de lupus étendu, sont obtenus par la méthode de Finsen, qui consiste à exposer le lupus à la lumière solaire concentrée ou à une source de lumière électrique extrêmement puissante, les rayons calorifiques étant captés. A en juger d'après les résultats obtenus par Finsen lui-même, ce procédé permet d'obtenir même dans les cas considérés autrefois comme incurables, une guérison définitive, dans les meilleures conditions esthétiques. Le traitement, il est vrai, est très long ; mais il peut aboutir à une guérison radicale du lupus. Malheureusement, l'installation est très onéreuse, ainsi que le traitement ; celui-ci est de plus très long ; toutes ces difficultés ont nui à la vulgarisation de la méthode. Parmi les appareils d'un prix plus modique, que l'on a proposés pour remplacer l'appareil de Finsen (Lortet et Genoud, Bang, lampe Dermo, Foveau et Trouvé), aucun, malgré les espérances qu'ils ont fait naître ne donnent la certitude d'une guérison, de telle sorte que l'érection d'instituts nationaux, pourvus de l'installation de Finsen, paraît constituer la meilleure arme contre cette grave maladie ; il faut donc s'efforcer de répandre ces instituts partout.

Un traitement général fortifiant doit être institué dans le lupus comme dans la tuberculose des organes internes.

VERRUE NÉCROGÉNIQUE

SYNON. : Tuberculose verruqueuse. — Tubercule anatomique.

PLANCHE XV, fig. 27.

On voit parfois sur les mains des anatomistes, des anatomo-pathologistes et des garçons d'amphithéâtre des tubérosités verruqueuses, dures, d'un gris noirâtre ou d'un brun particulier, entourées d'une zone rouge légèrement enflammée. Cette affection provient de l'inoculation du bacille tuberculeux ; elle est en général bénigne et superficielle, rarement, elle se transforme en lupus ou entreprend les parties profondes (vaisseaux lymphatiques, gaines tendineuses) ; elle guérit souvent spontanément. Au point de vue du *diagnostic différentiel* on ne pourrait la confondre qu'avec des verrues ordinaires, mais autour de celles-ci, il n'y a pas d'inflammation et leur surface est en général plus unie que celle des verrues nécrogéniques. Le *pronostic* est d'ordinaire favorable.

La *thérapeutique* sera surtout chirugicale (extirpation) ; dans le cas de verrues très étendues, on pourrait essayer la photothérapie [1].

Fig. 27. — Moulage de la clinique de Fribourg (Auteur).

---

[1] Le meilleur traitement du tubercule anatomique est la destruction de la lésion par la cautérisation ignée, avec le thermo-cautère (Gaucher).

LICHEN SCROFULOSORUM

(TUBERCULOSIS MILIO-PAPULOSA AGREGATA)

Synon. : *Lichen circumscriptus* de Rayer. Tuberculose papuleuse lichénoïde ou folliculaire (Gaucher).

Planche XVI, fig. 28.

Chez les personnes atteintes de tuberculose cutanée, osseuse ou ganglionnaire, on voit se développer parfois, sur le tronc, plus rarement sur les extrémités, de nombreuses petites papules acuminées, jaunes ou jaune rougeâtre, en partie groupées, en partie disséminées, qui, d'ordinaire, échappent au malade. Lorsque l'affection subsiste depuis un certain temps, ces papules portent à leur sommet une toute petite squame; elles peuvent devenir confluentes et former des plaques squameuses, rugueuses, d'un brun jaunâtre, rarement rougeâtres (fig. 28). Cet exanthème, qui atteint surtout les jeunes sujets, ne produit pas de phénomènes subjectifs ; il est rare de le voir se transformer en pustules ou en nodules acnéiformes. L'affection est sans conteste de nature tuberculeuse : la réaction à la tuberculine, la structure anatomique qui est celle du tubercule miliaire, la présence du bacille tuberculeux ne laissent aucun doute à cet égard; mais les bacilles qui la causent sont certainement de virulence atténuée. L'intensité de l'éruption varie avec l'état de l'affection tuberculeuse primitive.

Le *diagnostic* est aisé, grâce aux papules typiques, à l'existence d'une affection tuberculeuse primitive, et, éventuellement, à la réaction déterminée par l'ancienne tuberculine. Au point de vue du diagnostic différentiel, il faut citer surtout les syphilides à petites papules : l'insuccès du traitement spécifique permettra de les exclure dans les cas douteux. Le *pronostic* est favorable.

Fig. 28. — Moulage de la clinique du professeur Neisser, à Breslau (Kröner). Garçon de 8 ans, pâle, délicat, au thorax aplati ; outre les manifestations cutanées, glandes sous-maxillaires énormes, conjonctivite phlycténulaire et catarrhe suspect du sommet du poumon droit (Allerheiligen hospital ; chef de service : Dr Harttung).

Le *traitement* combattra d'abord l'affection tuberculeuse primordiale ; on fera des frictions avec l'huile de foie de morue ou mieux de pommades faibles à la chrysarobine ; ces dernières amènent une guérison très rapide sans laisser de traces.

ÉRYTHÈME INDURÉ DES SCROFULEUX, DE BAZIN

PLANCHE XVI, fig. 29.

On trouve parfois, sur les jambes des jeunes scrofulo-tuberculeux, des nodules résistants, rouges ou violacés, qui sont le siège d'une infiltration indurée; le sexe féminin est plus fréquemment atteint que le sexe masculin; ces nodules se développent insensiblement; ils ne sont ni douloureux ni prurigineux; ils s'ouvrent parfois et donnent issue à un liquide d'une couleur jaune caractéristique. Ces nodules sont très persistants; ils se résorbent avec une grande lenteur, après s'être ouverts ou sans s'ouvrir. Ils laissent une trace pigmentée très foncée. Souvent, pendant que certains nodules disparaissent d'autres se montrent ailleurs. Le siège de l'affection est le derme et l'hypoderme; ses limites sont assez tranchées; l'affection s'étendant et les nodules devenant confluents, les infiltrats ainsi produits peuvent atteindre les dimensions d'une paume de main. Cette affection est plus commune qu'on ne le croit généralement; ses relations avec la tuberculose sont indubitables, bien que la présence du bacille de Koch n'ait jamais été démontrée avec certitude. L'affection ne détermine pas de destruction profonde.

Le *traitement* doit s'adresser surtout à la tuberculose; le traitement local est généralement superflu et impuissant.

Fig. 29. — Moulage de la clinique de Fribourg (Auteur). Médecin de 29 ans, atteint il y a 7 ans de tuberculose pulmonaire, traité dans un sanatorium ; l'affection de la peau des jambes remonte à plusieurs années; décès par pneumonie huit semaines après la confection du moulage.

LÈPRE

(ÉLÉPHANTIASIS DES GRECS)

PLANCHES XVII ET XVIII.

La lèpre, connue déjà comme maladie contagieuse dans la plus haute antiquité, constitue une maladie générale qui fut extrêmement répandue jusqu'au moyen âge ; à l'époque des croisades, l'apparition de la syphilis refoula la lèpre tout à fait au second plan et diminua considérablement sa fréquence : elle n'est plus actuellement répandue que sous les tropiques ; en Europe, on constate des cas isolés et des foyers en Norvège, en Russie, en Grèce[1]. Il y a aussi un foyer dans la région de Memel, en Prusse. Selon que le bacille de la lèpre, découvert par Hansen et Neisser, siège dans la peau ou dans le système nerveux, on distingue la *lèpre tubéreuse* et la *lèpre nerveuse* (*anesthésique*) ; les formes mixtes ne sont pas rares. Dans la première forme, la maladie se présente sous l'aspect d'une infection générale (fièvre, exanthèmes prodromaux), puis apparaissent petit à petit des nodules et des infiltrats de grandeur variable, au-dessus desquels la peau paraît brunâtre et brillante ; parfois elle présente un aspect eczémateux ou psoriasiforme. Le siège de prédilection de la lèpre est le visage ; elle y amène la chute précoce des sourcils, et l'épaississement des traits qui produit la difformité connue sous le nom de facies léonin (fig. 30). Les nodules peuvent se résorber au bout d'un temps assez long ou donner naissance à des ulcères atoniques, lents à guérir (fig. 31) ; cette dernière manifestation est surtout fréquente au niveau des muqueuses, très affectées par la lèpre. Les muqueuses paraissent souvent constituer le point de départ de l'affection ; plusieurs auteurs affirment que le siège primitif de la maladie est en général le nez.

Fig. 30. — Moulage de l'hôpital Saint-Louis, de Paris (Baretta). N° 1000. Lailler. Lépreux de l'Ile Bourbon.

Fig. 31. — Moulage de l'hôpital Saint-Louis, de Paris (Baretta). N° 1217. Vidal. Lépreux de Calcutta.

Fig. 32, 33. — Moulages de la clinique du professeur Neisser, à Breslau (Kröner). Fille de pêcheur de 17 ans, du district de Memel. Troubles de sensibilité notamment aux bras et aux jambes, remarqués depuis un an et demi. Taches pigmentées et zones dépourvues de pigment sur le corps. Atrophie des muscles interosseux et des éminences thénar et hypothénar.

---

[1] Et aussi dans les principautés danubiennes, en Espagne, en Portugal, dans le nord de l'Italie et, en France, dans les Alpes maritimes. Il y a également quelques lépreux en Bretagne (Gaucher).

Au bout d'un temps plus ou moins long, les nerfs périphériques, puis les organes internes sont attaqués à leur tour, et, après plusieurs années de souffrances et d'infirmités — parmi lesquelles il faut citer la cécité par destruction de la cornée ou du globe oculaire tout entier — la mort survient.

Dans la *lèpre nerveuse*, les manifestations morbides doivent être rapportées à une altération primaire des troncs nerveux : au début, on observe d'une façon constante de l'hyperesthésie, de l'anesthésie et des paresthésies ; on sent un épaississement en forme de cordon des troncs nerveux superficiels. On observe aussi des déplacements de pigment parfois sur une grande étendue, des atrophies musculaires et des paralysies (fig. 33), qui tantôt, correspondent aux zones anesthésiques disséminées çà et là, tantôt en sont indépendantes. Les atrophies et les paralysies ont pour siège de prédilection le visage et les mains (main en griffe). Par suite de troubles trophiques, par suite aussi de traumatismes et de brûlures non ressentis par le patient, à cause de l'anesthésie, des ulcères (tels que le mal perforant du pied, fig. 32) et des destructions cutanées se produisent qui peuvent aller jusqu'à la mutilation des doigts et des orteils.

La marche de la lèpre tubéreuse est essentiellement chronique ; la mort ne survient qu'au bout de huit à dix ans. La lèpre nerveuse pure et les formes mixtes, très fréquentes, ont une marche encore plus lente. Une durée de vingt à quarante ans n'est pas exceptionnelle.

Le *diagnostic* ne présente pas de difficultés lorsque les nodules sont bien développés; la démonstration de la présence du bacille le confirme; il faut s'informer du point de savoir si le malade a séjourné sous les tropiques ou dans un pays où la lèpre est fréquente. Par contre, le diagnostic de la lèpre nerveuse n'est pas facile, surtout lorsqu'il s'agit de la distinguer de certaines affections spinales. Il faut surtout prendre en considération l'épaississement des troncs nerveux périphériques et, pour les formes mixtes, s'en référer à ce que nous avons dit plus haut.

Le *pronostic* est absolument mauvais.

Aucun des moyens *thérapeutiques* employés jusqu'ici n'a donné de résultats certains. On peut essayer le salicylate de soude, l'huile de chaulmograa, éventuellement les bains et les soins réguliers de la peau. Ce qu'il y a de plus important, c'est la prophylaxie. Par l'institution de léproseries on a diminué d'une façon considérable le nombre des lépreux en Norvège. En Allemagne également[1] la prophylaxie de la lèpre a été l'objet, dans une certaine mesure, de la sollicitude des pouvoirs publics.

---

[1] Et dans les autres pays.

TRYCHOPHYTIE

Planches XIX a XXII.

On comprend sous le nom de trichophytie un grand nombre de maladies causées par l'accumulation de champignons hyphomycètes dans les productions cornées de la peau (épiderme, poils, ongles), parfois aussi dans les couches plus profondes. L'unité de ces champignons, universellement admise autrefois, ne peut plus guère être soutenue aujourd'hui ; un champignon du moins, celui qui cause la maladie de Gruby (*microsporon*), maladie bien caractérisée en clinique d'ailleurs, doit être, d'après les études de Sabouraud, strictement distingué des autres[1]. La « microsporie », extrêmement rare en Allemagne, constitue en Angleterre ou en France la majorité des trichophyties. Les enfants au-dessous de 15 ans sont seuls atteints ; la microsporie ne se rencontre jamais ailleurs qu'à la tête ; elle se présente sous l'aspect de plaques rondes ou ovales, plus ou moins nombreuses, où les cheveux paraissent brisés, tandis que la peau est recouverte de squames blanches ou grises, fortement adhérentes, traversées par places par quelques cheveux isolés (fig. 36). Les phénomènes inflammatoires sont réduits au minimum ou paraissent même manquer complètement. Cette maladie, très rebelle, guérit spontanément lorsque le malade dépasse l'âge de 15 ans.

La localisation habituelle de la trichophytie, au sens propre du mot, est la peau. Celle-ci présente des foyers arrondis, au niveau desquels se produit une vive irritation, accompagnée d'ordinaire de prurit ; à la périphérie de ces foyers, on voit une couronne de vésicules (qui explique le nom d'herpès qui sert à désigner cette affection) ou une desquamation centrifuge (trichophytie

Fig. 36. — Moulage de la clinique de Fribourg (Auteur). Malade de l'hôpital Saint-Pierre, à Bruxelles.

[1] C'est M. Balzer qui, le premier, a reconnu qu'il y avait deux variétés de teignes tondantes : l'une à *petites spores*, correspondant à cette microsporie, l'autre à *grosses spores* (Gaucher).

annulaire (fig. 34). Le processus rétrocède au centre, tandis qu'il s'étend à la périphérie et forme par la confluence de cercles voisins des figures serpigineuses. Au cours de l'affection, des lésions nouvelles peuvent se montrer au centre des foyers de manière à produire des anneaux concentriques (trichophytie iris, fig. 34). La figure, le cou et les mains constituent le siège de prédilection, mais toutes les parties du corps peuvent être atteintes. L'affection présente les mêmes caractères au cuir chevelu et à la barbe; seulement ici les cheveux se brisent près de leur racine et produisent des plaques alopéciques circulaires semblables à des tonsures. L'irritation eczémateuse de ces foyers donne naissance à l'affection connue sous le nom d'*eczéma marginé*.

Les manifestations que nous venons de décrire proviennent de l'accumulation des champignons dans les couches superficielles de l'épiderme; lorsqu'ils pénètrent dans les follicules pileux du cuir chevelu ou de la barbe, ils produisent des altérations bien plus graves, appelées *trichophytie profonde* (fig. 35), *sycosis parasitaire* (fig. 40) ou *kérion Celsi* (fig. 37). Ces affections se montrent presque exclusivement aux parties du corps où les poils sont abondants sous forme d'élevures ou de nodules durs, rugueux, irrégulièrement disposés, ou encore sous forme d'infiltrats discoïdes et d'abcès (fig. 39), traversés par les follicules pileux dilatés, en même temps qu'elles présentent un aspect réticulé caractéristique. Elles peuvent s'étendre d'une manière considérable. La destruction des follicules entraîne la perte des poils et l'affection guérit très lentement, en laissant généralement une cicatrice.

Une dernière forme de trichophytie de la peau résulte de la dissémination rapide des parasites sur des surfaces plus étendues. Cette forme peut avoir pour point de départ un médaillon primaire, c'est-à-dire une plaque isolée de trichophytie ancienne; elle peut aussi se développer d'emblée. De nombreuses petites papules d'un rose pâle se produisent, qui deviennent bientôt confluentes pour former des plaques discoïdes ou plus souvent ovales, dont les dimensions variables ne dépassent pas celles d'une pièce d'un franc, et à la périphérie desquelles on constate une desquamation centrifuge. Le processus est absolument superficiel; après plusieurs semaines, la guérison spontanée se produit. C'est l'*Herpes tonsurant maculeux*, identique sans doute au *Pityriasis rosé* de Gilbert[1].

Fig. 34. — Moulage de la clinique du professeur Neisser, à Breslau (Kröner).
Fig. 35, 37, 40. — Moulages de la clinique du professeur Neisser, à Breslau (Kröner).
Fig. 39. — Moulage de l'hôpital Saint-Louis, à Paris. N° 1051. Vidal.

[1] C'est une erreur; le Pityriasis rosé est une maladie distincte de la trichophytie cutanée (Gaucher).

Les sièges de prédilection sont le cou, la poitrine, le dos, plus rarement l'abdomen et les extrémités (fig. 41).

Les ongles peuvent être altérés de diverses manières par la trichophytie ; la substance de l'ongle perd sa translucidité, elle devient brunâtre, s'effrite et perd sa forme normale; on y voit des dépressions, des sillons, etc. Les ongles s'écaillent légèrement sur les bords (fig. 38).

Le *diagnostic* ne présente guère de difficultés lorsque l'on peut démontrer la présence des champignons par coloration ou par macération dans la potasse; les filaments, vus au microscope, sont segmentés, ramifiés et brillants; leur contour est double. On peut aussi employer le procédé de culture pour assurer le diagnostic. Mais la mise en évidence du champignon n'est pas possible à tous les stades de la maladie; on tiendra compte dans ce cas du prurit, de la localisation, de la forme circulaire de la lésion, de son siège superficiel, de la desquamation centrifuge à la périphérie. Lorsque l'affection siège au cuir chevelu ou dans la barbe, on notera les zones en forme de tonsure (où les cheveux paraissent brisés), l'aspect mat, souvent comme saupoudré, des poils atteints — aspect que le traitement par le chloroforme rend plus évident.

Au point de vue du diagnostic différentiel, il faut surtout citer le psoriasis; dans cette affection, les squames sont plus grandes, plus luisantes; après grattage se produisent généralement de petites hémorragies punctiformes ; le prurit est moindre dans le psoriasis que dans la trichophytie. Certains eczémas peuvent simuler la trichophytie, mais leur limite n'est jamais aussi tranchée ; de plus, le suintement de l'eczéma permettra la différenciation. Les syphilides présentent une couleur plus sombre et une infiltration plus marquée. Dans le lupus érythémateux discoïde, les follicules sont lésés et l'on constate au centre de la lésion une cicatrice atrophique. Le sycosis parasitaire de la barbe se distingue surtout du sycosis non parasitaire par l'intensité plus grande de l'infiltration et le siège profond de l'affection. Au stade éruptif, le favus peut produire les mêmes manifestations que la trichophytie, mais, après quelque temps, des *godets* se développent toujours ; au cuir chevelu, il peut être très difficile de distinguer les deux affections, surtout si le favus a été traité antérieurement, mais l'importance pratique de ce diagnostic n'est pas considérable ; on notera, en tout cas, que dans le favus les champignons sont d'ordinaire beaucoup plus abondants.

Fig. 41. — Moulage de la clinique du professeur Neisser, à Breslau (Kröner).
Fig. 38. — Moulage de la clinique du professeur Lassar, à Berlin (Kasten).

Le *pronostic* de la trichophytie est favorable ; l'affection est très rebelle lorsqu'elle siège à la barbe ou au cuir chevelu.

Traitement. — Les substances antiseptiques et celles qui produisent une desquamation épidermique énergique permettent d'obtenir sans peine la guérison quand l'affection est superficielle : la teinture d'iode, les frictions au savon noir ou à la pommade au naphtol de Kaposi seront employées dans les formes vésiculeuses ou squameuses ; dans le pityriasis rosé, on emploiera soit cette dernière pommade, soit des pâtes ou des poudres[1]. Parmi les antimycotiques, les plus employés sont la chrysarobine, l'acide pyrogallique, le sublimé à 1 p. 100 dissous dans la teinture de benjoin, le goudron pur ou l'onguent de Wilkinson. Le traitement de la trichophytie profonde est plus difficile : des pansements à l'acétate d'alumine (1 p. 100) ou à la résorcine (1 p. 100) recouverts d'un cataplasme constituent le procédé le plus recommandable ; plus tard, on emploiera la chrysarobine, la pâte de Brooke, ou le sublimé par voie cataphorétique.

On procédera à l'épilation, par laquelle il faut toujours commencer le traitement de la trichophytie du cuir chevelu ; ensuite viendront les frictions avec la pommade à la chrysarobine, les badigeonnages au goudron ou à la teinture d'iode, les lotions ou les pommades au sublimé, les pommades au soufre ou à l'huile de croton[2], enfin la radiothérapie qui amèneront la guérison, souvent au bout d'un temps très long.

---

[1] Dans le pityriasis rosé, qui est une maladie spéciale, le traitement le plus simple est le meilleur ; les pommades irritantes ne font qu'entretenir l'éruption. Il faut se contenter de bains d'amidon, de poudres ou de pommades inertes, ou souvent même, de l'expectation (Gaucher).

[2] Les pommades à l'huile de croton doivent être complètement rejetées ; elles ne tuent le parasite que par suppuration du follicule pileux, par destruction du follicule et du poil et déterminent sur les points d'application une alopécie irrémédiable. C'est le cas de dire que le remède est pire que le mal (Gaucher).

ÉRYTHRASMA

Planche XXII, fig. 42.

L'érythrasma se présente sous forme de plaques à contours arrondis, à bords polycycliques, de coloration brune ou brun rougeâtre, qui sont le siège d'une légère desquamation ; ces plaques se rencontrent à la face de la cuisse en rapport avec les organes génitaux, au scrotum, aux grandes lèvres, jusqu'à l'anus et aux régions voisines de l'abdomen, au creux axillaire (d'où elles s'étendent à la poitrine) (fig. 42), parfois au tronc.

L'agent est un champignon à mycélium, le microsporon minutissimum ; son siège est toujours tout à fait superficiel. L'affection est rebelle, mais absolument bénigne. La localisation, la couleur, les squames semblables à du son rendent le *diagnostic* facile. Le *traitement* se confond avec celui des trichophyties superficielles.

Fig. 42. — Moulage de la clinique du professeur Kaposi, à Vienne (Dr Henning).

PITYRIASIS VERSICOLOR

PLANCHE XXIII.

Cette affection se rencontre surtout chez les personnes sujettes à une transpiration abondante ; elle est par conséquent fréquente chez les phtisiques. Elle se présente sous forme de petites taches jaunes ou brun jaunâtre ou de grandes plaques confluentes. Elle a pour cause la pénétration dans l'épiderme du microsporon furfur (fig. 43). Les taches sont très superficielles, fort peu surélevées et parfois légèrement rosées sur leurs bords ; les squames semblables à du son se détachent surtout par le frottement ; il n'y a jamais de grandes squames. Par le grattage, on peut détacher une pellicule constituée par toute la couche cornée de la peau ; la peau sous-jacente est presque normale. L'affection siège surtout au tronc, parfois aux extrémités et au cou, jamais à la figure, ni à la paume de la main ni à la plante du pied. Il n'y a d'ordinaire pas de troubles subjectifs, de sorte que l'affection passe souvent inaperçue.

Le *diagnostic* est facile : la couleur jaunâtre, la localisation, la possibilité de décoller avec l'ongle toute la couche cornée superficielle permettent d'établir le diagnostic qui sera confirmé par la démonstration d'un mycélium porteur de spores nombreuses, groupées, claires et brillantes. Le *pronostic* est favorable. Le *traitement* fait disparaître facilement les symptômes mais une guérison durable est difficile à obtenir ; tous les antimycotiques seront employés avec succès, ainsi que les frictions au savon noir, les badigeonnages à l'esprit de savon, additionné éventuellement de naphtol à 1 p. 100, les bains savonneux suivis de lavages au sublimé, les pommades au naphtol, etc. Les frictions cycliques avec la pommade de Besnier : — résorcine et acide salicylique 1 à 3 p. 100, soufre 5 à 15 p. 100, nous ont donné les meilleurs résultats[1].

Fig. 43. — Moulage de la clinique du professeur Neisser, à Breslau (Kröner).

[1] Le meilleur traitement du pityriasis versicolor consiste dans des badigeonnages répétés de teinture d'iode (Gaucher).

FAVUS

PLANCHE XXIV.

Le favus se rencontre ordinairement sur le cuir chevelu des enfants et se caractérise par la formation de godets, c'est-à-dire de plaques en forme de disques concaves, jaunâtres ou d'un jaune de soufre, formées par les masses enchevêtrées de l'Achorion Schönleinii — l'agent parasitaire de cette affection — mêlées de détritus et d'épithélium corné, recouvertes d'une mince couche cornée et percées à leur centre par un cheveu (fig. 44) : si l'on enlève le godet, on voit une petite dépression cupuliforme, humide et luisante parce que la couche de Malpighi est mise à nu. Lorsque l'affection dure depuis longtemps, les godets devenus confluents forment une masse blanchâtre semblable à du mortier (favus confertus) qui peut envahir une grande partie du cuir chevelu et ne plus laisser reconnaître que vers le bord les godets qui la composent. Au niveau des parties malades, les cheveux sont mats, comme poudrés et répandent, de même que les godets, une odeur de moisi ou de souris. L'affection évolue sur le cuir chevelu d'une manière essentiellement chronique; elle aboutit dans la plupart des cas à une atrophie cicatricielle de la peau causée par la pression du godet et à une alopécie définitive des régions envahies

L'affection est plus rare sur le corps qu'à la tête ; elle s'y présente sous forme de cercles en voie de desquamation (ou entourés de vésicules) qui ressemblent absolument aux plaques de trichophytie; ce n'est qu'après un temps fort long qu'apparaissent au centre un ou plusieurs godets (fig. 45). L'affection est peu rebelle quand elle siège sur le corps et guérit sans laisser de trace durable.

Dans quelques cas rares, le champignon favique peut pénétrer dans les couches profondes de la peau et provoquer une affection analogue au Kérion Celsi (trichophytie profonde). Les ongles aussi sont atteints par le favus, de la

Fig. 44 et 45. — Moulages de la clinique du professeur Neisser, à Breslau (Kröner).

même façon que par la trichophytie : on trouve parfois dans le tissu unguéal des productions analogues aux godets.

Des recherches récentes ont établi, contrairement à l'opinion de Quincke, Unna. etc., que le favus est très vraisemblablement dû à une seule espèce de champignon, dont l'aspect varie selon les milieux de culture. Les animaux susceptibles de contracter le favus, les chats et les souris, par exemple, sont souvent le point de départ de la contagion.

Le *diagnostic* est en général facile lorsque les godets existent ; ceux-ci, touchés avec de l'alcool, prennent une couleur jaune intense ; la démonstration de l'existence du champignon assure le diagnostic. On notera encore l'aspect poudré des cheveux et l'odeur caractéristique de moisi. L'affection terminée, le diagnostic rétrospectif peut dans la majorité des cas être posé, grâce à l'atrophie cicatricielle de la peau.

Le *pronostic* est favorable lorsque l'affection siège sur le corps, mais réservé lorsqu'elle atteint le cuir chevelu, à cause de l'alopécie persistante qu'elle laisse après elle.

Le *traitement* doit viser d'abord à l'enlèvement des godets par la calotte enduite d'huile ; il faut ensuite procéder à une épilation énergique, qui peut nécessiter l'emploi de la calotte adhésive (sous le chloroforme) si le favus est étendu ; il faut ensuite procéder à des savonnages réguliers, suivis d'applications de chrysarobine, de teinture d'iode, de solution alcoolique de sublimé ou de pommades au sublimé ou au naphtol ; on emploie aussi avec succès le goudron, l'ichthyol, le tuménol[1]. La radiothérapie, qu'il faut employer avec beaucoup de précautions, de crainte de produire des ulcérations, donne des résultats très favorables.

[1] Un des meilleurs antiseptiques du cuir chevelu, dans le Favus, est l'eau oxygénée (Gaucher).

PSORIASIS

PLANCHES XXV A XXVIII.

Le psoriasis est une affection chronique de la peau à peu près incurable, dont la cause est inconnue, mais qui est dû probablement à un champignon à mycélium[1]; des poussées éruptives alternent d'ordinaire avec des périodes de guérison apparente plus ou moins complète. Les efflorescences primaires, constituées par de petites élevures rouges de la grosseur d'une tête d'épingle, sont caractéristiques ; elles se recouvrent bientôt d'une squame fortement adhérente et donnent naissance, par leur extension ultérieure, à toutes les variétés du psoriasis en gouttes et nummulaire, ainsi qu'elles forment, par la guérison de leur centre, la variété annulaire, et, par la confluence de foyers annulaires, le psoriasis gyraté et figuré (fig. 48). La localisation aux faces d'extension des extrémités et au cuir chevelu est caractéristique ; il en est de même des petites hémorragies punctiformes que l'on observe lorsqu'on met à nu le réseau de Malpighi par le grattage des squames ; enfin il faut noter l'absence d'infiltrat, par opposition à ce qui se présente dans d'autres affections avec lesquelles la confusion est possible notamment dans les syphilides squameuses. Les parties du corps citées plus haut ne sont pas exclusivement atteintes ; il n'y a pas de région de la peau qui ne puisse devenir le siège d'efflorescences psoriasiques (fig. 51). Même la plante du pied et la paume de la main peuvent être atteintes, qu'il s'agisse du psoriasis généralisé ou du psoriasis circonscrit (fig. 52). Aussi faudrait-il éviter à l'avenir de désigner, comme on le faisait

Fig. 48. — Moulage de la clinique du professeur Lesser, à Berlin (Kolbow).

Fig. 51. — Moulage de l'hôpital Saint-Louis, à Paris (Baretta). N° 1670. Du Castel.

Fig. 52. — Moulage de la clinique du professeur Neisser, à Breslau (Kröner). Homme de 34 ans, chez lequel, après une éruption assez étendue, le psoriasis s'est montré à la paume des mains et à la plante des pieds.

---

[1] Rien n'est moins prouvé ni même moins probable que la nature parasitaire du Psoriasis. Cette maladie est souvent héréditaire, par conséquent diathésique ; elle est une des manifestations cutanées de l'arthritisme (Gaucher).

généralement autrefois, la syphilide papulo-squameuse de la paume de la main et de la plante du pied sous le nom de psoriasis palmaire ou plantaire spécifique. Les muqueuses ne sont presque jamais atteintes; l'affection désignée sous le nom de psoriasis buccal n'a rien de commun avec le vrai psoriasis et doit plutôt être appelée leucoplasie.

Au cours de l'évolution essentiellement chronique du psoriasis, l'éruption peut présenter, même sans traitement, des variations très considérables, qui rendent difficile l'appréciation de la valeur des procédés thérapeutiques employés. L'eczéma complique parfois le psoriasis.

On constate entre les divers foyers psoriasiques des différences considérables tant au point de vue de la forme et des dimensions, qu'au point de vue de la consistance et de l'épaisseur des squames, etc. ; on peut trouver, à côté de squames relativement minces, des productions épaisses semblables à du mortier ou à des écailles d'huîtres, qui présentent toutes les nuances depuis le blanc éclatant de la perle jusqu'au gris ou au gris jaunâtre foncé (fig. 46, 47, 50). L'intensité et l'étendue de la zone rouge et enflammée qui entoure les squames varie aussi considérablement; parfois, la teinte de cette zone, au lieu d'être rouge, est jaunâtre ; aux régions déclives, elle est plutôt livide.

Le processus se localise de préférence, ainsi que nous l'avons dit, au coude, au genou, au cuir chevelu ; dans d'autres cas, le psoriasis est plus étendu et affecte une grande partie de la surface du corps. Dans les éruptions tout à fait aiguës, il arrive que plus une partie du corps ne soit indemne ; des symptômes généraux graves peuvent se montrer dans ce cas, tandis que l'état général n'est jamais altéré dans le psoriasis circonscrit ; on sait que les individus atteints de psoriasis sont d'ordinaire vigoureux et d'un embonpoint normal. En fait de symptômes subjectifs, il n'y a, dans les formes chroniques, qu'un prurit insignifiant, tandis que les éruptions étendues et très aiguës s'accompagnent souvent d'un sentiment de soif qui cause au malade de réelles souffrances. Il faut signaler les manifestations unguéales (fig. 49) du psoriasis : opacité de la lunule, desquamation et fragilité de l'ongle, etc.

Le *pronostic* est favorable en ce sens que l'état général n'est qu'exceptionnellement atteint ; on arrive d'ordinaire à guérir les éruptions du psoriasis. Mais la guérison définitive est impossible.

Au point de vue du *diagnostic différentiel*, il faut considérer surtout la syphilis, l'eczéma séborrhéique, le lupus érythémateux, l'eczéma et la tricho-

Fig. 46, 47, 50. — Moulages de la clinique du professeur Neisser, à Breslau (Kröner).
Fig. 49. — Moulage de la clinique du professeur Neisser, à Breslau (Kröner).

phytie. L'absence de champignons et la marche plus aiguë de l'affection feront exclure celle-ci. Le lupus érythémateux produit des cicatrices que l'on n'observe jamais dans le psoriasis ; celui-ci n'atteint pas non plus les follicules. Dans l'eczéma séborrhéique du corps (Lichen circonscrit de Willan), les squames sont plus grasses et plus petites, la coloration est d'un jaune rougeâtre plus clair ; les zones de prédilection sont la poitrine et le dos. Le diagnostic différentiel d'avec l'eczéma est plus difficile, les deux affections se combinant parfois. La localisation, le fait que le psoriasis vrai n'est jamais humide, l'existence d'efflorescences primaires de l'une ou de l'autre affection seront surtout décisifs. La syphilis se localise de préférence à la face de flexion des membres ; au stade papuleux, le seul qui entre ici en ligne de compte, on constate une infiltration rénitente inégale ; le phénomène du grattage manque dans la syphilis. Dans les cas douteux, le succès ou l'insuccès du traitement spécifique décide.

Le *traitement* est interne (ou hypodermique) ou externe.

Parmi les remèdes internes, le meilleur est l'arsenic ; employé judicieusement, sous forme de pilules asiatiques ou d'injections d'arséniate de soude, il amène presque toujours la guérison avec pigmentation des parties atteintes. L'iode, qui ne réussit que sous forme d'iodure à hautes doses, est moins sûr, bien qu'il soit efficace dans un certain nombre de cas. Toutes les autres substances (extrait thyroïdien, etc.) se sont montrées très incertaines ou tout à fait inefficaces [1].

Le traitement externe visera d'abord à enlever les masses squameuses par macération ; les bains, les frictions et les lavages au savon, les pommades salicylées, les savons hypergraissés, les pansements humides à l'alcool ou simplement les onctions grasses avec lavages fréquents amènent rapidement la chute des squames. Ce résultat obtenu, il faut employer des substances réductrices, irritant légèrement la peau, surtout la chrysarobine en pommades de 2 à 5 p. 100, en onctions une ou deux fois par jour, jusqu'à ce qu'une légère irritation de la peau se produise [2]. Ce moyen n'est pas applicable à la figure et au cuir chevelu à cause de la coloration désagréable qu'elle donne à la peau et aux cheveux et à cause de l'action irritante qu'elle exerce sur la conjonctive. Lorsque la dermatite due à la chrysarobine se déclare ou est imminente,

---

[1] L'iodure de potassium ne m'a jamais donné aucun résultat. La médication thyroïdienne est non seulement inutile mais dangereuse (Gaucher).

[2] L'action de la chrysarobine dépend exclusivement de la composition, très variable, du médicament ; sont seules utiles les préparations qui par un usage prolongé produisent une dermatite ; celle-ci est, à notre avis, très importante pour la guérison du psoriasis.

il faut cesser immédiatement l'emploi du médicament et, en attendant que l'irritation se soit calmée, appliquer du goudron, des pommades ou des pâtes indifférentes. La peau normale prend par la chrysarobine une teinte violacée ou brun rougeâtre; les parties malades deviennent d'un blanc net et ne prennent qu'après guérison complète la teinte caractéristique que donne la chrysarobine. Lorsqu'il faut appliquer la chrysarobine sur de petites régions circonscrites, on emploie une solution chloroformée à 10 p. 100 et on recouvre le tout, d'une couche de traumaticine.

L'acide pyrogallique en pommade à 5 p. 100 a une action analogue à celle de la chrysarobine ; les résultats ne sont cependant pas aussi bons. L'acide pyrogallique est toxique ; il ne faut jamais l'appliquer en une fois sur plus d'un cinquième de la surface du corps.

Le goudron s'emploie surtout en bains de goudron, en huile ou en teinture, surtout pour le psoriasis du cuir chevelu. La solution détergente au coaltar agit d'une façon analogue, mais est moins énergique ; elle n'a qu'une faible odeur et est incolore, ce qui recommande son emploi sur les parties découvertes de la peau. Le moyen le moins énergique est la pommade au précipité blanc à 10 p. 100, avec addition éventuelle de 10 à 20 p. 100 de solution détergente au coaltar ; cette pommade s'emploie surtout pour le visage.

Les plaques de psoriasis particulièrement rebelles disparaissent souvent par l'emploi de l'eugallol, un dérivé de l'acide pyrogallique, que l'on applique mélangé à deux parties d'acétone et que l'on recouvre d'une pâte à l'oxyde de zinc ou de poudre d'oxyde de zinc. Ce procédé ne peut être employé que sur de petites plaques. Les bains thermaux (sulfureux), les bains chauds et les bains de vapeur sont de bons adjuvants du traitement ; les bains de mer ont souvent des effets fâcheux. Lorsque l'eczéma se combine avec le psoriasis, il faut d'abord guérir l'eczéma, puis entreprendre prudemment le traitement du psoriasis.

---

[1] Il ne faut pas oublier l'huile de cade, qui est encore un des meilleurs médicaments locaux du psoriasis. L'huile de cade pure de genévrier peut être employée pure ou mêlée à la vaseline ou au glycérolé d'amidon sous forme de pommade, ou incorporée au collodion, avec la formule suivante :

R. Huile de cade pure de genévrier . . . . 10 grammes.
Collodion à l'acétone. . . . . 20 —

Le collodion à l'acétone se prépare en faisant dissoudre 10 gr. de fulmi-coton dans 90 gr. d'acétone anhydre (acétone du bisulfite). On badigeonne tous les jours, avec ce collodion, les plaques de psoriasis préalablement décapées par un savonnage (Gaucher).

LICHEN PLAN

SYNON. : Lichen à papules déprimées ou Lichen pilaire par altération fonctionnelle de Bazin.

PLANCHES XXIX A XXXI, fig. 57.

On comprend sous le nom de lichen les affections dans lesquelles l'efflorescence palmaire est constituée par une papule qui ne se modifie pas par la suite ; ce terme ne convient donc qu'au *lichen ruber plan* et au *lichen acuminé*. Ce dernier constitue une affection très rare, observée pour la première fois par Hebra, et caractérisée par l'apparition de nombreuses petites papules rouges, acuminées, recouvertes d'un petit cône corné, qui, par confluence, peuvent former une plaque râpeuse. Lorsque l'affection est très étendue, les ongles sont atteints et les cheveux tombent. Dans les premiers cas qui furent observés, l'évolution fut celle d'une affection générale grave qui se termina par la mort. Cette forme ne se rencontre-t-elle plus aujourd'hui, ou bien le traitement arsenical institué par Hebra enlève-t-il à l'affection sa gravité ? La question n'a pas reçu de réponse.

La plupart des cas de lichen ruber observés aujourd'hui sont des cas de lichen plan, dans lesquels les dimensions des papules primaires atteignent au plus les dimensions d'un grain de chènevis ; dans des cas rares, ces papules sont plus grosses ; elles sont roses et ont un aspect luisant et cireux ; leur surface est plane ou polygonale ; elle est parfois recouverte d'une petite squame fortement adhérente. Lorsque de nombreuses papules deviennent confluentes, il se produit sur la peau un dessin particulier. Ces papules finissent par disparaître en laissant une forte pigmentation. La guérison commence souvent par le centre, tandis que l'affection s'étend à la périphérie ; la peau prend alors un aspect chagriné. Parmi les symptômes subjectifs, il faut surtout citer un prurit intense qui, par le grattage, produit des stries qui paraissent formées de papules confluentes de lichen. Celles-ci sont d'ailleurs réparties d'une manière très variable, tantôt en forme de plaque, tantôt en réseau, tantôt en cercle (Lichen annulaire, fig. 55). Aux jambes notamment, lorsque l'affection est ancienne, la peau prend un aspect particulièrement verruqueux (Lichen verruqueux, fig. 56). Le lichen, d'allure chronique, évolue d'ordinaire par poussées et rétrocède très lentement, parfois avec atrophie des parties occupées par les papules (Lichen atrophique, fig. 54). La maladie siège souvent à la face de flexion des extrémités (fig. 53), mais elle peut atteindre toutes les parties du corps, y compris les muqueuses (fig. 57), où les papules, d'un blanc d'argent éclatant, sont recouvertes d'un épithélium épaissi. Il faut noter que le lichen se produit parfois au pénis, aussi bien isolément qu'au cours d'une éruption généralisée.

Il est très rare que les papules de lichen se transforment en bulles.

L'*étiologie* du lichen n'est pas connue ; on admet généralement qu'il est causé par des organismes de nature végétale [1].

Le *diagnostic* ne présente pas de difficultés lorsque les papules typiques existent. Au point de vue du diagnostic différentiel, il faut citer en premier lieu la syphilis à petites papules (appelée à tort lichen syphilitique) ; mais la couleur cuivrée spéciale aux efflorescences syphilitiques, l'absence de prurit, la présence d'autres manifestations syphilitiques permettront de poser le diagnostic. Lorsque le lichen occupe une surface assez étendue, il importe de le distinguer du psoriasis ; l'absence de papules de lichen typiques d'une part, la desquamation en grandes lamelles d'un blanc de perle éclatant et le phénomène du grattage d'autre part démontreront l'existence du psoriasis. A la plante du pied et à la paume de la main, où le lichen produit un cal d'un aspect particulier, le diagnostic peut être difficile ; on recherchera dans ce cas les efflorescences primaires ; d'autre part, le prurit permettra d'exclure l'ichtyose et le psoriasis palmaire.

Le *pronostic* est favorable ; les récidives et les poussées nouvelles ne sont pas rares au cours du traitement ; on ne rencontre plus de cas de lichen acuminé malin analogues à ceux qu'a observés Hebra.

Le *traitement* comportera surtout l'administration de l'arsenic sous forme de pilules asiatiques ou d'injections sous-cutanées d'arséniate de soude, mais

Fig. 53, 55. — Moulages de l'hôpital Saint-Louis, à Paris (Baretta). N°s 1398, 1554. Hallopeau.
Fig. 54, 56. — Moulages de la clinique du professeur Neisser, à Breslau (Kröner).
Fig. 57. — Moulage de la clinique du professeur Lassar, à Berlin (Lassar).

---

[1] Le lichen plan est très vraisemblablement une affection d'origine nerveuse (Gaucher).

la guérison ne se produit qu'après l'absorption de doses relativement élevées. Le traitement externe combattra le prurit par l'application de préparations goudronnées ; la chrysarobine, l'acide pyrogallique, l'emplâtre mercuriel, la pommade de Unna au sublimé et à l'acide phénique, combinés aux bains chauds, exercent une action favorable [1].

[1] Les onctions avec le glycérolé tartrique (glycérolé d'amidon 120 gr., acide tartrique 5 gr.), associées à l'hydrothérapie tiède, constituent le meilleur traitement local du lichen plan (Gaucher).

LEUCOPLASIE

Planche XXXI, fig. 58.

Localisée à la langue, et surtout au bord de celle-ci, à la partie de la muqueuse buccale en contact avec les dents, aux angles de la bouche et aux lèvres, la leucoplasie est constituée par des plaques arrondies, souvent confluentes ; l'épithélium y paraît épaissi ; il a perdu sa transparence Cette affection atteint de préférence les buveurs et les fumeurs ; son évolution est essentiellement chronique. Les plaques de leucoplasie n'ont guère ou n'ont pas de relief ; leurs bords ne sont guère ou pas du tout enflammés. La leucoplasie se rencontre souvent chez les syphilitiques, mais elle ne doit pas être considérée comme spécifique, car on l'observe souvent chez des individus non syphilitiques[1] et elle n'est influencée en aucune façon par le traitement spécifique. Une irritation répétée peut provoquer la formation d'un cancroïde. Il n'y a d'ordinaire que peu de troubles subjectifs.

Le *diagnostic* n'est pas difficile dans les cas typiques : la longue durée, la localisation, l'absence d'inflammation permettent d'exclure la syphilis. Le lichen plan de la muqueuse buccale est rarement isolé ; la langue géographique est congénitale et son aspect est sujet à des variations rapides.

Le *pronostic* est favorable, en dehors des cas rares où un épithélioma se développe sur les plaques leucoplasiques.

Le *traitement* est peu efficace, l'affection étant très rebelle ; la guérison n'est obtenue que dans les cas récents. Outre le traitement local à l'acide chromique, à l'acide lactique, à la papayotine ou à l'alcool salicylé, on recommande les lavages au moyen d'une décoction de myrtilles. Le tabac et l'alcool doivent être naturellement interdits.

Fig. 58. — Moulage de l'hôpital Saint-Louis, de Paris (Baretta). N° 1573. Fournier.

[1] Les relations de la leucoplasie buccale avec la syphilis sont constantes ou au moins tellement fréquentes que les cas dans lesquels on ne peut trouver des antécédents syphilitiques doivent être rapportés à des syphilis ignorées ou à des syphilis conceptionnelles ou à des syphilis héréditaires (Gaucher).

LICHEN SIMPLE CHRONIQUE DE VIDAL

SYNON. : Lichen simplex chronique.

PLANCHE XXXII, fig. 59.

Le lichen simple chronique de Vidal (névrodermite de Brocq, dermatite lichénoïde prurigineuse) qu'il faut séparer du lichen ordinaire se localise à la nuque, à la face interne des cuisses, aux faces de flexion du coude et du genou et au pourtour de l'anus, rarement aux parties latérales de l'abdomen. Un prurit intense se produit en des points où la peau est encore normale ou à peu près ; le grattage consécutif amène des lésions qui, lorsque leur développement est complet, présentent une partie centrale lichénifiée, grise ou d'un gris brunâtre entourée d'une zone plus claire, où l'on voit de nombreuses petites papules lichénoïdes, qui sont le siège d'une légère desquamation et présentent d'ordinaire des traces de grattage. L'affection est très chronique ; les femmes en sont plus fréquemment atteintes que les hommes. Le *diagnostic*, lorsque la maladie est bien développée, est facile, grâce à la localisation, à l'allure chronique et au manque de symptômes inflammatoires importants. Le meilleur *traitement* de cette affection qui constitue pour les malades un vrai tourment consiste dans l'application de pommades au goudron ou à la chrysarobine. Le traitement général par l'arsenic est d'ordinaire inefficace[1].

Fig. 59. — Moulage de la clinique du professeur Neisser, à Breslau (Kröner).

---

[1] Le meilleur traitement du lichen simplex chronique est la pommade cadique camphrée, que je formule ainsi :

℞. Huile de cade pure de genévrier	5	grammes.
Camphre pulvérisé et tamisé	1	—
Oxyde blanc de zinc	10	—
Vaseline blonde	15	—

(Gaucher.)

PITYRIASIS RUBRA PILAIRE

Synon. : Pityriasis pilaris de Devergie.

Planche XXXII, fig. 60.

Le pityriasis rubra pilaire constitue une affection extraordinairement chronique, mais bénigne, contrairement au lichen ruber acuminé, avec lequel on l'identifie souvent ; dans le pityriasis rubra pilaire, on observe au niveau des follicules de petits cônes cornés gris ou blancs, coupés à leur sommet et traversés à leur centre par un poil. Souvent le centre de ces cônes est le siège d'une dépression ; des symptômes d'inflammation modérée accompagnent leur apparition. Les régions de prédilection sont le dos de la main, les bras, les jambes et le tronc ; souvent l'affection devient confluente et la peau prend alors l'aspect d'une râpe. Il arrive qu'il ne soit plus du tout possible, en certains points, de reconnaître les follicules, et que la dermatose prenne ainsi un aspect psoriasiforme. A la paume de la main et à la plante du pied, on constate un épaississement de l'épiderme et des plis de la région ; dans les cas graves les ongles peuvent être lésés. L'intensité de l'inflammation varie beaucoup suivant les cas. Le *diagnostic* de cette affection très rare sera dans les cas typiques très aisé grâce à la présence des cônes cornés blancs et à leur localisation. Le *pronostic* est favorable. Le *traitement* consistera dans l'emploi des bains, de la chrysarobine, du goudron ou de l'acide pyrogallique.

Fig. 60. — Moulage du Dr Bayet, à Bruxelles.

LICHEN PILAIRE

Synon. : Kératose pilaire. — Lichen pilaire diffus.

Planche XXXIII, fig. 61.

On trouve parfois chez les jeunes gens, au moment de la puberté, des kératoses folliculaires localisées surtout sur les bras et sur les cuisses, du côté de l'extension : c'est le lichen pilaire, considéré souvent comme la forme la plus légère de l'ichtyose. Les orifices folliculaires sont occupés par un bouchon corné ; en grattant celui-ci, on découvre généralement un poil follet enroulé. Il se produit parfois de l'hyperémie et de l'inflammation autour des follicules ; lorsque les squames sont tombées, il peut rester de toutes petites dépressions d'apparence cicatricielle. Le *traitement* de cette affection tout à fait bénigne consiste dans l'emploi de pommades macérantes ou simplement de corps gras, de lavages au savon — savon au marbre (ou à la poussière de marbre) (Marmorseife) — et de bains répétés ; ce traitement n'amène pas la guérison, mais, lorsqu'il est continué pendant longtemps, il peut faire disparaître les symptômes qui, d'ailleurs, ne présentent d'inconvénients qu'au point de vue esthétique.

Fig. 61. — Moulage de la clinique du professeur Neisser, à Breslau (Kröner).

ICHTYOSE

Planche XXXIII, fig. 62.

On appelle ichtyose une maladie héréditaire qui se déclare dans les premières années de la vie, et dans laquelle les glandes sébacées et sudoripares fonctionnent d'une manière insuffisante, tandis que la substance cornée est produite en excès. L'*ichtyose simple*[1], se manifeste à la face d'extension des extrémités et au tronc, plus rarement au visage, jamais presque à la paume des mains, à la plante des pieds et à la face de flexion des membres ; la couche cornée présente un épaississement modéré, formant des squames sèches, fortement adhérentes et à bords enroulés. L'*ichtyose serpentine* constitue une variété plus intense de l'affection ; ici, les squames épaisses, d'un gris verdâtre, donnent à la peau l'aspect d'une peau de serpent ; dans l'*ichtyose nitida*, les écailles ont l'éclat de la nacre ; dans l'*ichtyose hystrix*, des excroissances verruqueuses irrégulières ou symétriques occupent des surfaces étendues de la peau ; plusieurs variétés d'ichtyose peuvent coïncider chez le même individu (fig. 62). Dans l'ichtyose pure, on ne constate aucun symptôme inflammatoire, mais l'eczéma peut compliquer la dermatose. A certaines époques se produit une véritable mue : les masses cornées tombent. L'ichtyose est incurable ; elle ne provoque aucun phénomène subjectif, mais, dans certains cas, peut défigurer les sujets qui en sont atteints. L'affection connue sous le nom d'*ichtyose congénitale*, qui se rencontre surtout chez les enfants nés avant terme, ne relève pas de l'ichtyose vraie ; les enfants qui en sont atteints présentent une sorte de cuirasse formée d'un épais enduit sébacé.

Au point de vue *étiologique*, l'hérédité surtout joue un grand rôle ; il faut noter que dans une famille, un seul sexe est affecté d'ordinaire ; l'affection peut sauter une ou plusieurs générations.

Fig. 62. — Moulage de la clinique du professeur Lesser, à Berlin (Kolbow).

[1] Ou ichtyose nacrée.

Le *traitement* peut faire disparaître momentanément les symptômes, mais il n'amène jamais la guérison. Des onctions au moyen de pommades salicylées, des lavages au savon salicylé ou au savon noir, des badigeonnages à l'esprit de savon suivis de bains, ou dans les cas légers, de simples corps gras suffisent à enlever les masses cornées produites en excès[1].

[1] Le meilleur traitement de l'ichtyose simple, formulé par Lailler, consiste dans des onctions bi-hebdomadaires avec le glycérolé tartrique et dans des onctions quotidiennes avec le glycérolé d'amidon simple (Gaucher).

PRURIGO

Planche XXXIV.

Le prurigo de Hebra[1] est une affection qui débute dans l'enfance ; ses efflorescences primaires typiques se localisent surtout à la face d'extension des extrémités (fig. 63, 64), tandis qu'en général la face de flexion ou, tout au moins, dans les cas intenses, le creux poplité et le pli du coude sont épargnés. Le tronc est souvent légèrement atteint ; la face l'est rarement. Cette affection se développe souvent à la suite de l'urticaire chronique de l'enfance. Les papules du prurigo sont caractéristiques; ce sont de petites papules coniques, d'ordinaire recouvertes au début d'un épiderme normal. Ces papules sont le siège d'un prurit intense et se montrent par poussées; bientôt elles sont arrachées par grattage. La peau, à la face d'extension des membres, est le siège d'une infiltration persistante et d'une pigmentation foncée ; elle est râpeuse ; les glandes et les poils s'atrophient ; les ganglions lymphatiques du creux de l'aisselle et de l'aine sont le siège d'un gonflement indolent (bubons du prurigo) (fig. 63).

Le prurigo est susceptible d'amélioration par le traitement, mais il n'est pas complètement curable ; la croissance et le développement des enfants qui en sont atteints sont retardés.

Cette maladie affecte surtout les classes pauvres ; les poussées les plus intenses surviennent d'ordinaire en automne et en hiver ; le prurit très intense qui se produit aussi par accès peut provoquer de l'eczéma et des excoriations profondes. L'intensité du prurigo varie considérablement (prurigo mitis — prurigo agria s. ferox).

Le *pronostic* n'est favorable que dans les cas légers ; les cas graves sont seulement susceptibles d'amélioration.

Fig. 63 et 64. — Moulages de la clinique du professeur Neisser, à Breslau (Kröner).

---

[1] Le prurigo de Hebra est le prurigo chronique de tous les dermatologistes ; il a été complètement et exactement décrit avant Hebra. Il n'y a pas lieu de changer cette ancienne dénomination (Gaucher).

Le *diagnostic* se basera sur la présence des papules typiques, sur leur localisation à la face d'extension des membres, sur l'infiltration dure de la peau, la pigmentation foncée, les bubons et enfin sur l'existence antérieure, au cours de la première enfance, d'une urticaire chronique. Au point de vue du *diagnostic différentiel*, il ne faut noter que l'eczéma. Sa localisation atypique, l'absence des papules caractéristiques, éventuellement aussi le suintement permettront de le reconnaître facilement.

Le *traitement* doit être aussi précoce et aussi prolongé que possible. Il n'existe pas de traitement interne qui puisse assurer la guérison, mais une bonne nourriture et des conditions d'existence favorables sont de bons adjuvants du traitement local. Celui-ci doit surtout combattre le prurit, car la plupart des lésions sont causées par le grattage ; il faut aussi favoriser le fonctionnement des glandes cutanées. On emploiera dans ce but les bains prolongés de goudron ou de soufre, le goudron pur ou en pommades, les frictions énergiques avec des pommades au naphtol ou à l'épicarine à 2 ou 5 p. 100, enfin les bains d'air chaud ou la pilocarpine.

VARIOLE

PLANCHE XXXV, fig. 65.

La variole (petite vérole) est une maladie infectieuse au plus haut degré dont le contage, inconnu jusqu'ici, mais très résistant peut se propager par voie directe et par voie indirecte. Après dix à quatorze jours d'incubation, des symptômes généraux graves se montrent : fièvre élevée, douleurs lombaires, délire, vomissements, gonflement de la rate, en même temps qu'un exanthème prodromique se développe, composé de taches érythémateuses ou hémorragiques ; cet exanthème prodromique ou *rash* envahit surtout l'abdomen et la face interne des cuisses ; après quelques jours, la fièvre diminue, ainsi que les symptômes généraux, et l'éruption pâlit. C'est alors seulement que l'exanthème caractéristique se produit, d'abord au cuir chevelu et au visage, puis au tronc et aux membres ; il est formé de petites papules rouges, dont les dimensions et le nombre s'accroissent bientôt ; les papules se transformant en vésicules à contenu clair. Peu à peu, la température s'élève à nouveau à mesure que le contenu des vésicules se trouble ; une dépression — l'ombilication — se forme au centre de celles-ci ; les pustules, entourées d'une zone rouge, et qui sont restées isolées ou sont devenues confluentes, sont arrivées au point culminant de leur évolution, à la maturation (fig. 65). Outre la peau, qui montre de nombreuses efflorescences confluentes, surtout au visage et aux mains, les muqueuses (conjonctives) peuvent être envahies. A ce stade se montrent, outre des troubles nerveux graves, des complications du côté des organes internes, menaçantes pour le malade.

Dans les cas favorables, la fièvre tombe et les efflorescences rétrocèdent au bout de douze à quatorze jours ; les pustules se dessèchent, des croûtes se forment qui tombent au bout de trois à quatre semaines en laissant des cicatrices rouges ; le processus est terminé, mais le malade reste contagieux pen-

Fig. 65. — Moulage de M. Tramond, de Paris.

dant longtemps encore ; dans d'autres cas, moins heureux, la paroi de la vésicule se déchire et de grandes surfaces purulentes se forment, tandis que les symptômes généraux et subjectifs deviennent très graves. Les formes les plus sévères sont la variole confluente et la variole hémorragique (variole noire), presque toujours mortelles ; les formes moins graves, où les efflorescences sont peu nombreuses (varioloïde)[1] et les formes abortives, dans lesquelles l'exanthème est peu développé, évoluent plus rapidement et sans symptômes graves.

Parmi les complications, outre les troubles nerveux et les affections des organes internes cités plus haut, il faut signaler surtout les infections secondaires qui peuvent amener la mort par scepticémie ainsi que les cicatrices étendues et la perte d'un œil ou des deux yeux.

Le *diagnostic* est souvent très difficile, impossible presque au début; lorsque l'exanthème et les pustules sont développés, il est au contraire facile. Au point de vue du diagnostic différentiel, il faut considérer les autres maladies infectieuses aiguës et surtout la syphilis pustuleuse; mais un examen attentif révèle toujours dans cette dernière affection d'autres symptômes de syphilis. Il faut s'enquérir, dans chaque cas, si le malade a été vacciné dans les dernières années et s'il a été exposé à la contagion. La gravité de l'état général, l'exanthème prodromique, l'ombilication des vésicules distinguent la variole de la varicelle; dans celle-ci, de plus, on trouve réunis les différents stades de l'exanthème.

Le *pronostic* de la variole est toujours douteux; la mortalité varie considérablement selon les épidémies; la gravité de l'infection et surtout l'âge ont une grande influence : les enfants et les vieillards sont les plus menacés.

La *prophylaxie* de la variole est très importante : la vaccination bien faite et suffisamment répétée assure une immunité presque absolue; elle a délivré presque complètement l'Allemagne[2] de la variole qui y était autrefois très fréquente.

Le *traitement* consiste surtout dans le régime, le repos au lit, éventuellement les bains froids; plus tard on veillera à préserver la paroi des vésicules, à empêcher le grattage, à permettre l'écoulement des sécrétions et à empêcher l'infection secondaire; les pansements humides antiseptiques à l'acétate d'alumine, à l'acide borique, à la résorcine, à l'ichthyol conviennent le mieux dans

[1] La varioloïde est une variole modifiée par une vaccination antérieure (Gaucher).

[2] Et tous les autres pays (Gaucher).

ce but. Dans ces dernières années le professeur Finsen a repris et justifié scientifiquement un vieux procédé, le traitement par la lumière rouge, à l'effet de supprimer tout rayon lumineux chimiquement actif; il semble qu'une application rigoureuse de ce procédé empêche avec assez de certitude la suppuration et par conséquent l'infection secondaire et la formation de cicatrices ; on fera bien de remplacer la lumière rouge par la lumière jaune verdâtre, plus facile à supporter à la longue. On a essayé d'enlever les cicatrices par le massage (abschleifen), mais cette méthode ne réussit qu'exceptionnellement.

On essaiera éventuellement au stade prodromique et lors de la première éruption la « vaccination forcée », dans laquelle on pratique un grand nombre d'incisions ; ce procédé paraît influencer favorablement l'évolution de la maladie.

VARICELLE

Planche XXXV, fig. 66. Planche XXXVI, fig. 67.

La varicelle (petite vérole volante) est une maladie infectieuse typique, survenant isolément ou par épidémies, et atteignant surtout les enfants ; elle doit être strictement distinguée de la variole. Une fièvre modérée s'allume, un exanthème plus ou moins étendu se montre, formé de taches ou de papules qui se transforment bientôt en vésicules à contenu clair ; le fond de la peau est normal ou est le siège d'une légère inflammation. Le bord des vésicules est souvent dentelé ; au bout de peu de temps, les vésicules se dessèchent et se recouvrent de croûtes brunâtres ; plusieurs poussées de varicelle se succèdent ordinairement, aussi observe-t-on d'ordinaire, à la fois, tous les stades de l'exanthème (fig. 67). Au bout de huit à quinze jours, les vésicules guérissent sans laisser de cicatrices. L'affection, qui se développe non seulement sur la peau, mais aussi sur les muqueuses, se complique rarement de néphrite.

La varicelle évolue parfois d'une façon atypique, surtout chez les adultes. On peut observer des éruptions confluentes et une fièvre élevée (fig. 66). L'ulcération et la formation de cicatrices peuvent se produire par infection secondaire.

Le *diagnostic* est facile dans les cas typiques : dans les formes atypiques, diagnostic différentiel d'avec la varioloïde et la variole peut être discuté ; l'évolution, en général, bénigne de la varicelle permet d'exclure ces deux dernières affections. Dans les syphilides papuleuses, on peut toujours retrouver d'autres manifestations de la syphilis.

Le *pronostic* est favorable.

Le *traitement* consiste dans le repos au lit ; dans les formes confluentes on emploiera des pansements protecteurs en vue d'empêcher le grattage et de prévenir l'infection secondaire.

Fig. 67. — Moulage de la clinique du professeur Lesser, à Berlin (Kolbow).

Fig. 66. — Moulage de la clinique du professeur Neisser, à Breslau (Kröner). Femme de 43 ans, atteinte depuis cinq jours d'une fièvre élevée et de symptômes généraux graves. Il s'agissait bien de varicelle, puisque le médecin traitant contracta une varicelle typique.

ROUGEOLE

PLANCHE XXXVII, fig. 68.

La rougeole est une maladie infectieuse, presque toujours épidémique, qui affecte principalement l'enfance. L'agent étiologique est inconnu ; la contagion est directe ou indirecte ; la maladie a pour conséquence, dans la plupart des cas, une immunité qui se prolonge en général pendant toute la vie [1].

Après une incubation d'une dizaine de jours environ, la fièvre s'allume et des symptômes catarrhaux font leur apparition du côté des muqueuses : on observe de la conjonctivite, une rhinite intense, une toux à caractère « aboyant » ainsi que du gonflement des ganglions lymphatiques ; des taches rouges se montrent dans le pharynx, des taches blanches sur la muqueuse des joues. Quatre à six jours après le début de l'affection apparaît l'exanthème caractéristique, sous forme de petites papules folliculaires rouges, entourées d'une zone rouge pâle d'aspect variable ; dans la plupart des cas, l'exanthème apparaît en premier lieu au visage. Lorsque l'affection a atteint le point culminant de son évolution, deux jours environ après l'apparition de l'exanthème, on voit sur toute la surface du corps de nombreuses efflorescences disséminées, non surélevées, souvent confluentes ; mais il y a toujours, entre les efflorescences, des zones saines ; les petites papules folliculaires sont encore reconnaissables (fig. 68). La fièvre, qui s'était élevée jusqu'à 40° ou 40°,5, tombe rapidement, les symptômes catarrhaux s'amendent, l'exanthème pâlit, des squames analogues à du son se détachent de la peau et après huit à dix jours commence, dans les cas normaux, la convalescence, rarement interrompue ou retardée par de nouvelles poussées.

Parfois, l'exanthème n'arrive pas à complet développement, ou bien il se produit sous forme de vésicules, de petites papules, ou encore il est tout à fait

Fig. 68. — Moulage de la clinique du professeur Neisser, à Breslau (Kröner).

---

[1] Les récidives de rougeole ne sont pas très rares (Gaucher).

confluent ; des formes hémorragiques et nécrotiques peuvent se rencontrer mais elles sont rares.

L'évolution normale de la rougeole est souvent troublée par des complications ; il faut surtout porter son attention sur celles des yeux, des oreilles, du pharynx et des poumons. Les complications rénales et le noma sont plus rares. Après la rougeole, on voit fréquemment se produire la coqueluche, ainsi que la tuberculose.

Le *diagnostic* de la rougeole n'est pas difficile en temps d'épidémie. Au point de vue du diagnostic différentiel, il faut noter que dans la scarlatine les manifestations catarrhales font défaut et que l'éruption s'étend à toute la surface du corps ; dans la roséole syphilitique, la lésion primaire et le caractère indolent de l'engorgement ganglionnaire assureront le diagnostic.

Le *traitement* consiste surtout dans le repos prolongé au lit jusqu'à la fin de la desquamation, dans les soins de la peau, le régime et les précautions destinées à prévenir le refroidissement. Il faut toujours veiller avec le plus grand soin à éviter les complications.

SCARLATINE

PLANCHE XXXVII, fig. 69.

La scarlatine est une maladie extrêmement contagieuse, dont l'agent (streptocoque ?) conserve très longtemps sa virulence et peut propager la maladie par voie directe ou par voie indirecte après un laps de temps très long. Les enfants de deux à dix ans sont surtout atteints par la scarlatine, mais les adultes n'en sont pas indemnes; l'infection a lieu d'ordinaire par la bouche, plus rarement par la peau blessée ou excoriée ou, chez les accouchées, par la muqueuse génitale.

Après une période d'incubation de deux à huit jours, l'affection éclate en général brusquement ; on observe de la fièvre, de l'angine, des troubles nerveux, puis bientôt apparaît un exanthème caractéristique, formé de petits points rouges très nombreux et très rapprochés, qui sont réunis par un érythème d'un rouge intense (fig. 69).

Le processus atteint son point culminant trois jours après le début de l'affection. L'exanthème d'un rouge foncé, qui paraît plus foncé encore le soir, s'étend à la peau tout entière, excepté le menton et les lèvres. Les symptômes généraux sont graves, la fièvre est élevée, ainsi que le nombre de pulsations cardiaques. La langue, chargée au début, devient framboisée, l'angine peut être très intense, et aboutir à une inflammation parenchymateuse ou diphtérique du pharynx, ou même à une nécrose superficielle ou profonde. Dans les cas favorables, les symptômes morbides s'amendent au bout de deux ou trois jours, l'exanthème pâlit, la fièvre tombe par lysis, les manifestations de l'angine rétrocèdent. Sept à neuf jours après le début, la desquamation caractéristique en lamelles s'établit, le malade entre en convalescence ; celle-ci est troublée souvent par une complication très redoutée, la néphrite scarlatineuse.

L'exanthème présente assez souvent une forme anomale; on observe des bulles, des papules, moins souvent une éruption semblable à celle de la rou-

Fig. 69. — Moulage de la clinique du professeur Neisser, à Breslau (Kröner).

geole, ou des taches ou des hémorragies ; dans des cas rares, l'exanthème fait défaut ou est à peine visible, et cependant on observe des symptômes généraux extrêmement graves, parfois rapidement mortels.

Parmi les complications, il faut songer surtout à la néphrite scarlatineuse, complication très fréquente, qui débute d'ordinaire après le second septenaire et se manifeste par de la fièvre, des vomissements et de l'œdème ; cette néphrite peut guérir rapidement ou entraîner la mort par urémie, par endocardite, par faiblesse du cœur, etc. L'angine aussi peut amener la mort par suppuration étendue, par nécrose, par septicémie. Les complications du côté de l'oreille et des articulations, ainsi que les paralysies, ne sont pas rares et sont très redoutées.

Le *diagnostic* de la scarlatine n'est pas difficile ; il se basera sur l'exanthème typique, l'angine, la desquamation en grandes lamelles et éventuellement sur la néphrite consécutive. Les éruptions scarlatiniformes provoquées chez certaines personnes par l'absorption de divers médicaments, ne s'accompagnent jamais de tous les symptômes de la scarlatine.

Le *pronostic* doit être réservé, eu égard aux complications fréquentes.

Le *traitement*, dans les cas normaux, se borne au repos au lit, aux soins de la peau (lavages fréquents suivis d'onctions grasses), à la diète simple. Il faut assurer la propreté de la bouche par des lavages ou des gargarismes fréquents au chlorate de potasse, à l'acétate d'alumine, à l'ichtyol ou à l'eau oxygénée ; il faut aussi laver les fosses nasales. Dans l'angine diphtéroïde, on essaiera les injections sous-muqueuses d'acide phénique. Il faut toujours veiller aux complications qui peuvent se manifester du côté des oreilles et analyser régulièrement l'urine ; la néphrite scarlatineuse sera traitée par le régime ou par les bains, les sudations, etc. Le traitement sérothérapique spécifique n'a pas donné jusqu'ici de résultats certains.

On évitera la propagation de la maladie par l'isolement sévère et prolongé des malades et de ceux qui leur donnent des soins, ainsi que par une désinfection minutieuse.

CHARBON

(PUSTULE MALIGNE)

PLANCHE XXXVIII, fig. 70.

Dans le charbon (pustule maligne), la pénétration de la bactéridie charbonneuse par une petite lésion épithéliale amène le développement d'une papule rouge, siège d'une forte infiltration ; en même temps, la fièvre se déclare ; sur la papule apparaît une vésicule hémorragique ; l'infiltration augmentant, la vésicule fait place à une eschare nécrotique ; dans des cas rares, on voit se développer, au lieu d'une seule grosse pustule, plusieurs petites pustules dont la disposition répond aux raies de grattage de la peau ou à toute autre lésion cutanée (fig. 70). Simultanément ou en l'absence même de toute pustule, on observe un œdème caractéristique pâteux de la peau qui prend une couleur bleuâtre ou jaunâtre : œdème malin. Les glandes lymphatiques de la région sont le siège d'un gonflement douloureux. L'affection peut guérir par élimination des parties nécrotiques ou entraîner la mort par infection générale (charbon intestinal, pulmonaire).

Le *pronostic* est très réservé dans tous les cas de charbon, fatal dans le charbon intestinal. Le *diagnostic* repose sur le caractère hémorragique particulier de la pustule, sur les données anamnestiques (occupations mettant le sujet en contact avec des animaux charbonneux, ou avec leurs peaux ou leurs poils) et enfin sur la démonstration de la présence de la bactéridie (inoculation au cobaye ou à la souris, cultures). Au point de vue du *diagnostic différentiel*, il n'y a guère que l'anthrax à considérer ; le caractère non hémorragique de la nécrose et l'absence de la bactéridie permettront, dans le cas d'anthrax, d'exclure le charbon.

Fig. 70. — Moulage de la clinique du professeur Neisser, à Breslau (Kröner). Le malade (Schäfer), dont le cas a été relaté par le Dr Hermann (Archiv für Dermatologie, T. LXII, fasc. 2 et 3), avait été blessé, huit jours auparavant, par un os pointu d'une vache dont il faisait l'autopsie ; la plupart des pustules correspondent à la déchirure de la peau causée par cette blessure. Fort gonflement des ganglions axillaires. Mort deux jours après.

Dans le *traitement*, il faut éviter toute intervention qui ouvrirait de nouvelles portes à l'infection ou qui faciliterait la propagation de la bactéridie. On a recommandé, outre la cautérisation locale au thermo-cautère, les injections parenchymateuses d'acide phénique [1], les cataplasmes très chauds et les pansements à l'alcool.

[1] Et de teinture d'iode (Gaucher).

ACTINOMYCOSE CUTANÉE

Planche XXXVIII, fig. 71.

L'actinomycose primitive de la peau est rare ; d'ordinaire elle est consécutive à la pénétration du champignon dans une alvéole dentaire. Le tégument, d'un bleu rougeâtre, est dans ce cas le siège d'une infiltration dure ; il s'y développe de nombreux abcès et des fistules, dans le pus desquelles on peut démontrer la présence des grains caractéristiques de l'actinomyces qui sont reconnaissables à l'œil nu. L'actinomycose se rencontre chez les meuniers, chez les boulangers, en général chez toutes les personnes qui sont dans l'occasion de mâcher du grain. Le *diagnostic* est assuré par la démonstration des champignons, démonstration décisive au point de vue du diagnostic différentiel. Le *pronostic* est favorable lorsque l'actinomycose est localisée, douteux lorsqu'elle est généralisée. Le *traitement* était autrefois chirurgical (incision et curettage des abcès et des trajets fistuleux). On a employé dans ces derniers temps, avec grand succès, l'iodure de potassium à l'intérieur [1].

Fig. 71. — Moulage de la clinique du professeur Neisser, à Breslau (Kröner).

---

[1] Il est également utile de faire dans les trajets fistuleux, des injections de teinture d'iode ou, mieux, d'une solution iodo-iodurée, non alcoolique, que je formule ainsi ;

Iode métalloïdique	} àâ 1 gr.
Iodure de potassium	
Eau	10 gr.

(Gaucher.)

HERPÈS SIMPLE

(LABIAL, PROGÉNITAL)

PLANCHE XXXIX.

On appelle herpès une affection bénigne de la peau qui se caractérise par l'apparition de vésicules groupées sur un fond normal ou légèrement enflammé ; ces vésicules n'ont pas d'évolution ultérieure, elles ne subissent que des métamorphoses régressives. Parmi les herpès, l'herpès simple, qui se localise surtout à la face (fig. 73) et à la région génitale (fig. 74) est le plus fréquent. L'herpès de la face se rencontre surtout au nez, sur la muqueuse des lèvres et au pourtour de celles-ci ; à la suite d'affections fébriles aiguës ou en dehors de celles-ci, on voit se développer un ou plusieurs groupes de vésicules à contenu clair, qui, au bout de peu de temps, se dessèchent et disparaissent sans laisser de cicatrice. Après la face, les localisations les plus fréquentes sont, chez l'homme, le prépuce et le gland, chez la femme la vulve et le clitoris. Par suite d'une infection secondaire ou de lésions mécaniques, les altérations peuvent être plus profondes ; la guérison est alors retardée. Il faut noter que cette affection récidive très fréquemment ; d'autre part, l'existence d'un chancre antérieur favorise l'apparition de l'herpès, aussi bien aux organes génitaux qu'ailleurs. Dans certains cas très rares la contagion directe n'est pas invraisemblable. Les phénomènes subjectifs font d'ordinaire défaut, à part une légère sensation de cuisson. Le *diagnostic* de l'herpès labial n'est pas difficile ; il arrive que l'herpès progénital ne peut être distingué du chancre mou ou du chancre induré, surtout en cas d'infection secondaire ou de lésions mécaniques ; l'évolution ultérieure décide.

Le traitement doit viser surtout à éviter l'infection secondaire et à favoriser la dessiccation des vésicules ; on emploiera les poudres, les pommades

Fig. 72, 73. — Moulages de la clinique du professeur Neisser, à Breslau (Kröner).

et les pâtes indifférentes, et surtout les pansements à l'alcool fort (90 à 95 p. 100) additionné d'acide phénique ou de résorcine à 1 p. 100, de thymol ou d'acide salicylique à 1/4 p. 100[1].

---

[1] Dans l'herpès labial, le meilleur traitement est l'expectation simple. Les croûtes constituent le meilleur pansement protecteur (Gaucher).

HERPÈS ZOSTER

SYNON. : Zona.

PLANCHES XL, XLI, fig. 75.

L'herpès zoster (zona, feu sacré), a les caractères d'une maladie infectieuse aiguë ; l'agent étiologique est inconnu. L'affection est caractérisée par l'apparition de groupes de vésicules sur un fond enflammé ; ces groupes occupent le territoire de distribution cutané d'un nerf ou d'un plexus (fig. 74). L'affection est presque toujours unilatérale. Elle s'accompagne de névralgies et de tuméfaction des ganglions correspondants ; dans chacun des groupes, toutes les vésicules présentent le même stade d'évolution, alors que les divers groupes peuvent apparaître simultanément ou successivement. Le nombre des groupes et, dans chaque groupe, le nombre des vésicules ainsi que les dimensions de celles-ci, sont très variables ; on n'observe parfois qu'un petit nombre de papules groupées, tandis que dans d'autres cas, les vésicules atteignent les dimensions d'une cerise. Après quelque temps, ces vésicules se dessèchent et guérissent sans cicatrice[1] ; d'autres fois, la peau qui supporte les vésicules est le siège d'hémorragies ou de processus gangréneux (fig. 75) ; dans ces cas, il reste des cicatrices groupées, très caractéristiques, bordées par place de taches pigmentaires.

L'herpès zoster est surtout fréquent, comme les autres maladies infectieuses, au printemps et en automne, et, comme elles, il confère une immunité qui se prolonge en général pendant toute la vie. Le siège de l'affection peut être le trijumeau ou un nerf spinal ou un plexus spinal. Dans la plupart des cas où la mort est survenue (d'ordinaire celle-ci a été causée par des affections intercurrentes), on a trouvé des altérations du ganglion spinal correspondant au nerf dont le territoire de distribution cutané était le siège de l'herpès ; on a

Fig. 74. — Moulage de la clinique du professeur Neisser, à Breslau (Kröner).
Fig. 75. — Moulage de la clinique du professeur Lesser, à Berlin (Kolbow).

[1] Le plus souvent, le zona laisse des cicatrices (Gaucher).

observé aussi des herpès zoster de nature toxique (arsenic, oxyde de carbone); d'autres fois, le nerf et non le ganglion était le siège d'altérations. Les affections centrales du cerveau et de la moelle peuvent également donner naissance au zoster. La lésion primaire siège toujours dans le système nerveux.

Les anastomoses nerveuses expliquent facilement les cas dans lesquels l'herpès zoster dépasse la ligne médiane ou les limites du territoire de distribution d'un nerf.

Le groupement des vésicules typiques, l'unilatéralité, les douleurs névralgiques rendent facile le *diagnostic* de l'herpès zoster. Le *pronostic* est absolument favorable, sauf parfois en ce qui concerne la névralgie concomitante.

En raison de la nature infectieuse de la maladie, le *traitement* consistera, au début, dans l'administration de préparations salicylées; on combattra la névralgie par la quinine, la phénacétine, l'antipyrine, etc. Le meilleur traitement local est réalisé par les pansements humides à l'alcool, qui amènent une guérison très prompte[1]; dans les cas de gangrène étendue, on emploiera les pansements chauds et humides à l'acétate d'alumine ou au nitrate d'argent.

---

[1] Le meilleur traitement du zona consiste à recouvrir l'éruption d'une couche d'ouate hydrophile, fixée avec une bande, pour éviter le déchirement des vésicules (Gaucher).

DYSIDROSE

(CHEIROPOMPHOLYX)

PLANCHE XLI, fig. 76.

Chez les personnes sujettes à une transpiration abondante, on voit se produire en été, surtout sur les parties latérales des doigts et des orteils, à la paume des mains et à la plante des pieds, plus rarement au dos de la main ou du pied, de petites vésicules claires, profondément enfoncées dans l'épiderme et correspondant aux conduits des glandes sudoripares. Ces vésicules sont entourées d'une zone inflammatoire peu apparente ; souvent même, il n'y a pas d'inflammation du tout (fig. 76).

Il est rare de voir se former des bulles de grandes dimensions, dont le contenu se trouble par la suite. Un prurit intense accompagne cette affection. Peu à peu, les vésicules se dessèchent et la peau se desquame. La dysidrose aboutit parfois à l'eczéma[1].

Le *diagnostic* est facile au début, à cause de la localisation de l'éruption et de l'absence de symptômes inflammatoires. Le *traitement* est peu efficace ; l'hyperidrose et le prurit doivent surtout être combattus. Les badigeonnages avec une solution alcoolique de goudron, avec la solution détergente au coaltar ou à la résorcine rendent de bons services, mais l'affection récidive régulièrement.

Fig. 76. — Moulage de la clinique du professeur Neisser, à Breslau (Kröner).

[1] C'est ce que l'on appelait jadis l'eczéma sudoral (Gaucher).

PEMPHIGUS

PLANCHE XLII.

On désigne sous le nom de pemphigus une affection cutanée grave, à étiologie inconnue, à évolution essentiellement chronique et qui se caractérise par une éruption bulleuse accompagnée, d'ordinaire, de la fièvre. Nous ne classons pas dans le pemphigus vrai le pemphigus des nouveau-nés ni la dermatite herpétiforme de Duhring[1]. On distingue en général deux formes de *Pemphigus vulgaire* (*chronique*), l'une bénigne, l'autre maligne ; mais ces deux formes ne doivent pas être complètement séparées, l'affection pouvant, de bénigne, devenir maligne. Dans les deux formes se produisent, par poussées, des bulles de dimensions variables, qui n'affectent aucune localisation spéciale (fig. 78) ; leur contenu est clair ; la peau environnante est d'ordinaire normale ; les poussées s'accompagnent d'élévation de température ou sont apyrétiques ; parfois un érythème précède l'apparition des bulles. Les bulles à contenu hémorragique sont rares.

L'évolution du pemphigus est d'ordinaire extrêmement chronique. Des mois ou des années peuvent séparer deux poussées successives. Les muqueuses peuvent aussi être atteintes, mais les bulles, dans ce cas, n'atteignent jamais leur complet développement ; l'épiderme soulevé reste adhérent, forme un revêtement blanc circonscrit ; au surplus, les muqueuses ne sont prises d'ordinaire, que dans les cas graves et mortels.

Le *pemphigus foliacé* et le *pemphigus végétant* occupent une place à part dans le groupe pemphigus ; d'autres variétés, le pemphigus circiné, dont

Fig. 78. — Moulage de la clinique du professeur Lassar, à Berlin (Kasten).

---

[1] Le Pemphigus des nouveau-nés est un pemphigus aigu, mais une maladie spéciale. — Ce qu'on appelle aujourd'hui la maladie de Duhring n'est pas une maladie nouvelle ; son nom seul est nouveau. C'est un pemphigus ; c'est le pemphigus prurigineux, le pemphigus chronique bénin et le pemphigus à petites bulles des anciens dermatologistes français. Je crois que le nom très exact de *pemphigus prurigineux* doit être conservé pour désigner cette affection (Gaucher).

les bulles sont disposées en cercle, le pemphigus gyraté, le pemphigus prurigineux, qui se distingue par un vif prurit, relèvent du pemphigus vulgaire. Le *pemphigus foliacé* et le *pemphigus végétant* sont presque toujours mortels; dans le premier, les bulles sont extrêmement flasques et plates; leur contenu est trouble. Souvent même, les bulles n'apparaissent pas; l'épiderme s'exfolie sur une grande surface en mince lamelle, et ne se régénère pas, de telle sorte que lorsqu'on en enlève les lambeaux, la couche de Malpighi, suintante, est à nu ; parfois cependant l'épiderme paraît se reformer, mais la plus petite lésion mécanique suffit à mettre à nu les couches profondes de la peau. L'affection s'accompagne d'un prurit intense et d'une dépression profonde de l'état général; la mort survient au bout d'une période de temps assez longue. Dans le *pemphigus végétant*, des bulles se montrent d'abord; elles crèvent et à leur place se montrent des végétations condylomateuses, surtout dans les régions où deux surfaces cutanées sont en contact, aux organes génitaux et dans leur voisinage (fig. 77), au creux axillaire et en dessous des seins; le processus de kératinisation n'est pas normal dans ces régions; il s'y accumule un enduit d'aspect sale et d'odeur extraordinairement fétide. Le pemphigus végétant atteint souvent les muqueuses et entraîne toujours la mort, souvent après plusieurs rémissions dont la durée peut être longue.

Le *diagnostic* du pemphigus vulgaire ne présente dans les cas typiques aucune difficulté, lorsque l'éruption bulleuse existe seule; si elle a été précédée d'un érythème, la localisation et l'évolution feront exclure l'erythème multiforme. On peut aisément confondre le pemphigus végétant au début avec la syphilis; l'absence d'autres manifestations syphilitiques, l'évolution, l'insuccès de la médication spécifique ou son action nocive, permettront d'exclure la syphilis. Le pemphigus foliacé à son début se distingue souvent difficilement du pityriasis rubra; le fond humide, suintant et la formation de bulles flasques feront reconnaître le pemphigus.

Le *pronostic*, même dans le pemphigus vulgaire, doit toujours être réservé, car la forme bénigne est difficile à distinguer au début de la forme maligne, de telle sorte que dans tout pemphigus le pronostic doit être considéré au moins comme douteux.

Il n'existe pas de *traitement* du pemphigus; il faut se borner à alléger les souffrances parfois terribles des malades, à calmer le prurit et les douleurs qui se produisent lorsqu'on détache le linge ou les pansements, lesquels s'accolent

Fig. 77. — Moulage de la clinique du professeur Neisser, à Breslau (Kröner).

à la couche de Malpighi mise à nu par la chute de l'épiderme ; en emploiera dans ce but les pansements avec les pommades, les poudres ou les bains ; dans les cas de pemphigus étendu, on aura recours au bain permanent. On a administré à l'intérieur l'arsenic, la strychnine et l'antipyrine, mais la valeur de ces remèdes est plus que douteuse.

PEMPHIGUS DES NOUVEAU-NÉS

PLANCHE XLIII, fig. 79.

Le pemphigus des nouveau-nés est une maladie infectieuse survenant presque toujours d'une manière épidémique et atteignant principalement les nouveau-nés; on l'observe plus rarement chez les enfants plus âgés. Dans cette affection qui peut s'accompagner de fièvre, on voit se produire des bulles de dimensions variables sur fond sain ou enflammé; leurs parois crèvent d'ordinaire assez vite, laissant à découvert le réseau de Malpighi. Des poussées successives peuvent se produire; mais il arrive aussi que l'affection guérisse rapidement après une seule éruption. Des complications se produisent parfois à la suite d'une infection secondaire.

L'*étiologie* n'est pas connue d'une manière certaine; les bulles n'ont pas de localisation typique.

Pour ce qui est du *diagnostic différentiel* avec le pemphigus syphilitique des nouveau-nés, la localisation de l'éruption à la paume de la main et à la plante du pied, ainsi que l'absence d'autres accidents spécifiques permettra d'exclure la syphilis.

Le *pronostic* est généralement favorable; cependant des épidémies relativement graves se produisent quelquefois.

La *thérapeutique* consiste surtout dans l'emploi de poudres destinées à protéger les bulles; on cherche à prévenir l'infection secondaire par l'application de pansements appropriés et par l'administration de bains additionnés de substances antiseptiques.

Fig. 79. — Moulage de la clinique du professeur Lesser (Kolbow).

DERMATITE HERPÉTIFORME DE DUHRING[1]

SYNON : Pemphigus prurigineux. — Pemphigus chronique bénin. — Pemphigus à petites bulles.

PLANCHE XLIII, fig. 80.

La dermatite herpétiforme, décrite et nettement définie par Duhring se distingue tout d'abord par le polymorphisme de ses efflorescences : à côté de plaques urticariennes, d'érythèmes et de papules[2], on voit surtout se produire des bulles de dimensions variables, en même temps que l'on constate des phénomènes nerveux et un prurit extraordinairement intense.

Le processus peut s'arrêter à chacun des stades de son évolution, mais de nouvelles bulles peuvent aussi se produire. Il arrive que sous l'influence du grattage, du frottement et de l'infection secondaire, le polymorphisme s'accentue davantage. En général, les poussées sont nombreuses et prolongent extraordinairement la durée de la maladie. Bien que les symptômes subjectifs ainsi que les poussées qui se succèdent dépriment fortement le malade, le *pronostic* de cette affection doit être considéré comme beaucoup plus favorable que celui du pemphigus.

L'*étiologie* n'est pas connue ; on la rattache le plus souvent à une cause nerveuse.

Il faut d'ordinaire tenir le malade en observation pendant une période assez longue, avant de poser le *diagnostic*. Celui-ci sera basé principalement sur le polymorphisme, le prurit intense, les poussées successives et l'issue favorable de la maladie.

Le *traitement* sera purement symptomatique ; il aura pour objet, d'une

Fig. 80. — Moulage de l'hôpital Saint-Louis, à Paris (Baretta). N° 1352. Tenneson.

---

[1] Voir la note de la page 81 (Pemphigus).

[2] Les taches et les papules sont des bulles avortées, des lésions arrêtées dans leur évolution. Les pustules sont des bulles infectées. Le polymorphisme de cette affection n'est donc qu'apparent ; celle-ci est une dermatose bulleuse (Gaucher).

part de combattre les symptômes nerveux par les médicaments antinévralgiques, et d'autre part, de soulager le malade par l'administration de bains et, éventuellement, par l'applications de topiques antiprurigineux. Les lotions alcoolisées, les bains sulfureux et les préparations au goudron ont très souvent une action favorable. Il en est de même de l'administration interne de l'arsenic et de la strychnine.

ACNÉ VULGAIRE

SYNON. : Acné papulo-pustuleuse. — Acné juvénile.

PLANCHE XLIV.

Parmi les maladies groupées sous le nom d'acné (inflammation chronique des follicules), la plus fréquente est l'acné vulgaire ou simple qui atteint les sujets jeunes, surtout vers l'âge de la puberté. Dans cette affection, on voit se produire, à la suite de l'infection du contenu des conduits des glandes sébacées (comédons), des suppurations extrêmement tenaces, qui peuvent s'étendre en profondeur ou en surface à des degrés variables. La nodosité acnéique, dont le contenu est formé par du pus et par le comédon gonflé ou nécrosé, présente fréquemment, à son sommet, une petite pustule ; une fois vidée, cette nodosité guérit en laissant après elle une cicatrice ou une dépression cicatricielle, ou éventuellement une tache pigmentée. D'autres boutons apparaissent dans son voisinage ; il en résulte que l'affection peut non seulement durer des années, mais encore défigurer considérablement le malade. Les localisations principales de l'acné sont le front, le nez, les régions des joues voisines du nez, le menton (fig. 81), la poitrine et la partie supérieure du dos (fig. 82). Il n'est pas rare de voir l'acné du dos produire des infiltrations étendues et profondes (acné indurée) qui laissent après guérison des cicatrices irrégulières ou chéloïdiennes. La peau du visage des personnes atteintes d'acné, présente d'ordinaire un aspect particulier, pâle et boursouflé, et le toucher fait découvrir fréquemment, à côté de nodosités superficielles, un certain nombre de nodosités plus profondes.

L'*étiologie* de l'acné n'a pas encore pu être établie d'une manière absolue ; différents processus paraissent contribuer au développement de cette affection. C'est ainsi qu'il n'est pas rare de constater chez les acnéiques des troubles intestinaux ; plus souvent on observe un état séborrhéique particulier qui favo-

Fig. 81 et 82. — Moulage de la clinique du professeur Neisser, à Breslau (Kröner).

rise la formation des comédons; ceux-ci, grâce aux agents pathogènes ordinaires de la suppuration se transforment en pustules acnéiques. Le caractère spécifique des diverses bactéries observées dans le pus de ces pustules est controversé.

Le *diagnostic* de l'acné vulgaire ne présente aucune difficulté. La présence simultanée de comédons et de pustules acnéiques, et l'observation des différents stades de l'affection fera reconnaître l'acné. On la distinguera sans peine des syphilides qui ont avec elle quelque ressemblance; éventuellement l'insuccès du traitement spécifique confirmera le diagnostic.

Le *pronostic* de l'acné est favorable, mais la durée de l'affection est très longue.

La *thérapeutique*, dans certains cas, devra tenir compte des troubles digestifs; toutefois, le régime seul, même sévère, ne nous a jamais donné de résultats certains; nous en dirons autant des remèdes tels que l'ichthyol, les purgatifs et la levure de bière. Le traitement local est tout à fait individuel; si dans certains cas tout remède énergique provoque une réaction trop vive, dans d'autres, les pommades et les pâtes les plus irritantes sont parfaitement tolérées. Tout d'abord, il faudra extirper les comédons par expression; inciser et vider les nodosités infiltrées et les abcès, ou les ramollir tantôt au moyen de cataplasmes, tantôt par l'application d'un emplâtre mercuriel. On s'efforcera ensuite de combattre la séborrhée et de prévenir ainsi la production de nouveaux comédons. Dans ce but, on aura recours avec succès au soufre en pâtes ou en lotions. Le soufre appliqué en pommade est beaucoup moins efficace. Le savon soufré, les lavages à l'esprit de savon alcalin ou au savon à l'ichthyol ainsi que l'eau chaude débarrassent la peau de la graisse excrétée en excès, ouvrent les follicules et facilitent l'évacuation de leur contenu. Il sera nécessaire après cela de provoquer une desquamation énergique de la peau, notamment par l'emploi à fortes doses de pâtes au soufre et à la résorcine, ou de pâtes au naphtol (Lassar) ou par des badigeonnages à la teinture d'iode, ou à la glycérine iodée. Il est bon de faire remarquer qu'entre deux applications d'un topique irritant, il faut laisser s'écouler un temps assez long jusqu'à ce que toute trace de réaction ait disparu. Dans l'intervalle, on fera usage de poudre, d'onguent calmant, de crème à la lanoline ou d'autres moyens analogues. Si la peau est très irritable, on se servira, au début, avec la plus grande circonspection, de pâtes d'un faible pourcentage au soufre ou au soufre et à la résorcine, pour calmer peu à peu la sensibilité du tégument. Une fois la guérison des nodosités obtenue, il importe de prévenir la formation de nouveaux comédons en recourant à des lavages à l'eau chaude, et, s'il y a lieu, à des savonnages au savon de soufre ou au savon à la poussière de marbre (Marmorseife), à des lotions à l'alcool, etc. Les bains de soufre, les badigeonnages à la solution de Vleminckx sont très recommandables contre l'acné de la poitrine et du dos, mais ne conviennent pas pour l'acné du visage.

FOLLICULITE DE LA BARBE

(SYCOSIS)

SYNON. : Sycosis simple. — Eczéma sycosiforme. — Eczéma pilaire suppuré.

Des nodosités isolées ou confluentes, des pustules ou des infiltrats plus ou moins étendus traversés par des poils et généralement recouverts de croûtes, peuvent se montrer au niveau des follicules pileux de la barbe. Ces lésions se produisent surtout chez l'homme, tantôt à la suite d'un eczéma, tantôt sans eczéma préalable. Cette affection se localise le plus souvent à la barbe (fig. 83), plus rarement aux sourcils, aux cils, dans les poils du nez, de l'aisselle et du pubis, et tout à fait exceptionnellement au cuir chevelu. Pendant que les folliculites existantes guérissent en déterminant la chute du poil et la formation d'un tissu cicatriciel, de nouveaux foyers ne cessent de se produire, ce qui donne à la maladie son caractère particulièrement chronique. Les microcoques ordinaires du pus constituent les agents pathogènes de cette affection. Toutefois, il faut noter que les irritations locales préparent généralement le terrain. Après un certain temps, les folliculites, d'abord isolées, deviennent confluentes et déterminent de vastes nappes infiltrées à la périphérie desquelles on peut retrouver les différents stades de la maladie.

Le *diagnostic* ne présente généralement pas de difficultés si l'on tient compte de la localisation habituelle des lésions, de leur évolution chronique et de la présence des nodosités traversées par des poils. La trichophytie profonde se distingue du sycosis par l'existence de cercles trichophytiques à la périphérie des plaques et par l'infiltration plus considérable de celles-ci. La recherche du trichophyton tranchera la difficulté.

Le *pronostic* est réservé, eu égard à l'extrême fréquence des récidives.

Traitement. Tout d'abord, on s'appliquera à supprimer les conditions qui favorisent la culture des microcoques : eczéma, catarrhe nasal, etc. On pro-

Fig. 83. — Moulage de la clinique du professeur Neisser, à Breslau (Kröner).

cédera ensuite à l'épilation de manière à assurer l'écoulement du pus et l'on fera des applications de cataplasmes ou des enveloppements humides (résorcine, acétate d'alumine à 1/00, sublimé à 1/5000, acide borique ou ichthyol). Les abcès de quelque importance seront ouverts et la résorption des infiltrats persistants sera favorisée par des scarifications et par l'application de pâtes exfoliantes ou d'emplâtres au savon salicylé. La cataphorèse et la radiothérapie récemment essayées donnent de bons résultats. Ce dernier procédé ne doit être employé qu'avec une grande circonspection [1].

---

[1] Dans un grand nombre de cas, on ne peut guérir ces folliculites que par l'épilation, associée aux pulvérisations avec une solution de résorcine au centième (Gaucher).

ACNÉ NÉCROTIQUE

(VARIOLIFORME[1])

SYNON. : Acné pilaire cicatricielle.

PLANCHE XLV, fig. 84.

Cette affection est caractérisée par l'apparition, à la lisière des cheveux, plus rarement au visage, à la poitrine ou au dos, de petites papules rougeâtres au sommet desquelles se forme bientôt une escharre dont la coloration va du jaune au jaune brunâtre et au noir. L'épidermisation débute par les bords et se continue sous l'escharre, laquelle après la chute, laisse une cicatrice arrondie, nettement délimitée, rappelant fortement celle de la variole, et dont les bords pâlissent insensiblement (fig. 84). La lésion se limite au follicule et provoque parfois des douleurs assez vives. Cette affection assez rare, s'observe surtout chez l'homme ; elle procède par poussées, est sujette à de fréquentes récidives et peut durer des années.

Son *étiologie* n'est pas connue mais on la croit d'origine infectieuse.

L'existence des cicatrices typiques de l'acné nécrotique facilite singulièrement le *diagnostic :* on la distinguera surtout des syphilides qui déterminent en général, des destructions plus profondes.

Le traitement consiste dans l'administration interne de l'arsenic (pilules asiatiques) et dans l'application de pâtes au soufre, à la résorcine ou à l'acide pyrogallique. Ces moyens suffisent à guérir l'éruption mais ne mettent pas sûrement à l'abri des récidives.

Fig. 84. — Moulage de la clinique de Fribourg (Johnsen).

---

[1] La dénomination d'acné varioliforme a, en France, un sens tout à fait différent; elle a été employée par Bazin pour désigner le *molluscum contagiosum* de Bateman. Le nom d'acné pilaire cicatricielle, créé par Bazin, doit être conservé pour l'affection que les auteurs allemands appellent acné nécrotique (Gaucher).

ACNÉ ROSACÉE

SYNON. : Couperose.

RHINOPHYMA

SYNON. : Acné hypertrophique.

PLANCHE XLVI.

Tout comme l'acné vulgaire avec laquelle elle peut coexister, l'acné rosacée se développe fréquemment sur un terrain séborrhéique. On la rencontre d'ordinaire dans l'âge mûr ou plus tard ; elle se localise au visage, surtout au nez, auxquels elle donne, dans les formes légères, une coloration rouge due à la dilatation des vaisseaux.

A un degré plus avancé se montrent des nodosités acnéiformes qui ne passent que rarement ou irrégulièrement à suppuration. Dans les cas les plus sévères, outre la coloration rouge ou rouge violacé de la peau, on voit nettement se former un lacis de vaisseaux dilatés et très sinueux, une hypertrophie considérable des glandes sébacées ainsi que des excroissances qui donnent au nez un aspect absolument étrange. (Rhinophyma, fig. 86.) C'est chez l'homme que cette affection, essentiellement chronique, atteint son développement le plus considérable.

Au point de vue de l'*étiologie*, il faut signaler en première ligne les excès de boissons. Cependant, les affections des voies digestives, celle de l'utérus ainsi que les altérations de la muqueuse nasale peuvent avoir également une influence sur la production de l'acné rosacée. Un facteur très important, c'est l'exposition habituelle au grand air, l'action du vent et des intempéries (machinistes, cochers, etc.).

Le *diagnostic* n'offre le plus souvent aucune difficulté. Les syphilides papuleuses se distinguent par leur coloration, leur tendance à la nécrose, sans compter que l'on trouve d'ordinaire chez les spécifiques, d'autres manifestations de la syphilis. Dans le lupus vulgaire, on rencontre les nodules lupeux caractéristiques ; dans le lupus érythémateux, les squames sont fortement

Fig. 85 et 86. — Moulage de la clinique du professeur Neisser de Breslau (Kröner).

adhérentes et le processus s'étend à la périphérie pendant que le centre marche vers la guérison.

Le *pronostic* est jusqu'à un certain point favorable dans les premiers stades de la maladie, mais devient incertain dans les formes graves.

Le *traitement* aura pour objet avant tout la guérison des affections internes et la suppression de tous les facteurs étiologiques nuisibles. Dans les cas bénins ou de moyenne intensité, il diffère peu de celui de l'acné vulgaire : badigeonnages avec des mixtures soufrées, des pâtes ou des pommades au soufre et à la résorcine, des savons au soufre ou à l'ichthyol ; les pâtes exfoliantes sont très utiles dans les formes plus sévères. L'hypérémie sera combattue efficacement par des frictions, jusqu'à exfoliation, avec une pâte à la résorcine à 40 p. 100. Pour détruire les vaisseaux dilatés on les incisera ou on les cautérisera avec le thermo-cautère à pointe fine ; les scarifications linéaires et ponctuées sont également très utiles. Les excroissances du rhinophryma peuvent être enlevées au bistouri jusqu'à restauration intégrale de la forme du nez ; le processus d'épidermisation se fera après cela sans difficulté en partant de l'épithélium des glandes sébacées.

TOXICODERMIES

SYNON. : Éruptions médicamenteuses. — Éruptions pathogénétiques de Bazin.

PLANCHES XLVII A XLIX.

La pénétration de certains médicaments dans le torrent circulatoire, qu'ils soient administrés par la bouche, par l'anus, par les voies respiratoires, ou par la peau, détermine chez certains sujets, particulièrement prédisposés, des manifestations cutanées d'aspect et d'intensité très variables. Le phénomène peut se produire après l'absorption des doses les plus minimes ; dans certains cas, au contraire, on ne le constate qu'après l'élimination par les follicules de la peau de quantités considérables du médicament. Le polymorphisme des accidents cutanés est très caractéristique ; il varie depuis les efflorescences circonscrites les plus simples, érythémateuses maculeuses et papuleuses jusqu'aux dermatites généralisées hémorragiques, vésiculeuses et bulbeuses. Alors que chez certaines personnes, tel ou tel médicament provoque toujours une éruption, localisée invariablement aux mêmes régions (muqueuses de la bouche, organes génitaux, extrémités, plus rarement le tronc), chez d'autres, il est de temps en temps parfaitement toléré. En général la guérison suit la suppression du médicament, mais il arrive fréquemment qu'une pigmentation persiste.

Parmi les agents dont l'administration est rapidement suivie de la production d'un exanthème, il faut citer en premier lieu l'*antipyrine* (fig. 90) qui détermine l'apparition de grosses papules urticariennes isolées sur la peau ou de bulles sur les muqueuses ; la *quinine* qui donne lieu fréquemment à des éruptions hémorragiques ou à un érythème diffus suivi de desquamation ; l'opium et ses alcaloïdes, l'*iode* (éruption parfois vésiculeuse ou bulleuse,

(Marasme). Fig. 90. — Moulage de la clinique de Fribourg (Johnsen).

Fig. 88. — Moulage de la clinique du professeur Lesser, à Berlin (Kolbow).
Un étudiant en médecine d'un certain âge voit se produire, chaque fois qu'il prend de la migrainine une éruption urticarienne localisée aux fesses, aux jambes, aux épaules et aux muqueuses. Guérison au bout d'une quinzaine de jours en laissant une pigmentation cutanée.

fig. 88), le mercure, l'atropine et l'acide salicylique, la térébenthine et les *balsamiques* (fig. 91) qui tous peuvent produire les mêmes accidents. Il faut citer en outre l'hydrate de chloral, la phénacétine et l'antifébrine (plus rare) ainsi que la tuberculine et le sérum antidiphtérique.

L'emploi longtemps prolongé, surtout de l'*iode* et du *brome* provoque des toxicodermies ; l'iode, sous forme de poussées aiguës de pustules très semblables aux pustules de l'acné vulgaire ; le brome, sous forme d'éruptions végétantes papuleuses ou papulo-pustuleuses d'un aspect tout spécial (fig. 87). Parmi les éruptions artificielles particulièrement caractéristiques de l'arsenic, il faut noter tantôt l'herpès zoster, tantôt une hyperkératose qui se localise à la paume des mains et se traduit par la production de masses cornées, épaisses, hyalines, d'un gris sale au milieu desquelles on trouve de petites élevures dues à l'accumulation de productions cornées autour des orifices folliculaires des glandes sudoripares. Il arrive, mais cette complication est rare, que la kératose arsenicale dégénère en carcinome. Rappelons enfin que l'emploi de l'arsenic peut donner lieu à la production d'une pigmentation foncée, principalement sur le tronc.

Le *diagnostic* des exanthèmes médicamenteux est souvent difficile lorsque le malade ne peut fournir aucun renseignement commémoratif précis. On soupçonnera une origine artificielle chaque fois qu'on se trouvera en présence d'un exanthème polymorphe dont la physionomie symptomatique ne répondra à celle d'aucune autre affection bien connue. Il ne faut pas perdre de vue qu'un grand nombre de remèdes souvent administrés par des profanes sans ordonnance du médecin, contiennent de l'antypirine (par exemple, la migrainine, la salipyrine, le pyramidon). Il est parfois nécessaire pour être en mesure de poser un diagnostic ferme, d'administrer au patient, le médicament que l'on soupçonne être la cause de l'éruption.

Le *pronostic* est généralement favorable, sauf lorsque l'érythème est très étendu et accompagné d'une desquamation extraordinaire intense, par exemple après l'usage répété de la quinine qui peut conduire au marasme et à la mort.

Dans la majorité des cas, poser le diagnostic, c'est indiquer le *traitement*. Il n'en est pas ainsi dans la toxicodermie bromique, où la suppression du remède ne suffit pas d'ordinaire à amener la guérison. Les lésions végétantes

Fig. 91. — Moulage de la clinique du professeur Neumann, à Vienne (Docteur Henning). Exanthème hémorragique consécutif à l'emploi du copahu.

Fig. 87 à 89. — Moulage de la clinique du professeur Neisser, à Breslau (Kröner).

auxquelles elle donne lieu, obligent souvent d'avoir recours aux cautérisations superficielles avec le Paquelin, aux scarifications ou au raclage avec la curette tranchante. On hâtera la guérison de l'hyperkératose arsénicale en favorisant la chute des masses cornées par l'application de pommades et d'emplâtres macérants.

SCLÉRODERMIE

PLANCHE L.

L'affection décrite sous le nom de sclérodermie des adultes (contrairement au sclérème des nouveau-nés), comporte en général deux stades. La peau présente des tuméfactions œdémateuses qui, accompagnées ou non de sensations subjectives, de douleurs dans les membres, de névralgies, prennent graduellement une consistance ligneuse. La peau des régions sclérosées conserve tantôt son niveau normal, présente plus rarement un certain relief, et le plus souvent paraît déprimée. A mesure que le processus évolue, la coloration d'abord rouge, rouge bleuâtre ou brunâtre, passe au brun luisant; elle peut aussi rester normale. Il n'est pas rare de rencontrer à la périphérie des plaques, là où la peau commence à devenir normale, une zone couleur lilas (lilac ring) qui tranche assez nettement sur la peau saine[1]. D'après l'étendue de l'affection, on distingue des variétés généralisées et des variétés circonscrites. Aux premières appartient, outre la sclérodermie diffuse qui évolue généralement avec une grande rapidité et guérit assez souvent, celle qui se localise symétriquement à la tête et aux extrémités.

Quand la sclérodermie se localise aux mains, celles-ci subissent une transformation connue sous le nom de sclérodactylie, caractérisée par une atrophie considérable de la peau des doigts, laquelle semble soudée aux tissus sous-jacents, et donne aux doigts l'apparence de griffes.

Dans la forme circonscrite qui se présente sous l'aspect de bandes ou de plaques (sclérodermie en bandes, sclérodermie en plaques, fig. 92-93) ; l'évolution est le plus souvent chronique, et les lésions correspondent parfois au trajet d'un nerf. Les muqueuses peuvent être atteintes comme la peau.

Fig. 92 et 93. — Moulage de la clinique du professeur Neisser de Breslau (Kröner).

---

[1] Cette zone périphérique, d'une coloration lilas, est particulière à la sclérodermie en plaques ou *morphée* (Gaucher).

Les modifications apportées par la sclérodermie dans l'aspect des régions envahies sont assez considérables. A la face, la peau paraît rigide, l'expression de la physionomie change ; si la localisation est unilatérale, il n'est pas rare de constater une hémiatrophie de la peau du visage ainsi que des muscles et des os sous-jacents. Les mouvements des doigts sont considérablement entravés par la soudure de la peau et provoquent souvent des rhagades et des douleurs très pénibles. Il faut noter un abaissement de la température au niveau des régions atteintes ; la sensibilité n'est pas altérée au début, mais elle peut diminuer dans la suite, ainsi que la sécrétion des glandes de la peau.

La marche de l'affection, abstraction faite des formes généralisées, est le plus souvent chronique. L'état général est en rapport avec l'étendue des lésions. Lorsque celles-ci occupent de grandes surfaces, il est profondément altéré et une dépression morale vient s'ajouter aux entraves mécaniques que rencontrent certaines fonctions du corps.

L'*étiologie* est tout à fait obscure. Tandis qu'un grand nombre d'auteurs la rattachent à des troubles nerveux, d'autres veulent que cette affection soit due à certaines lésions des vaisseaux sanguins ou à des troubles généraux de la nutrition.

Le *diagnostic* de la sclérodermie ne présente guère de difficulté dans les cas bien caractérisés, surtout lorsque les deux stades sont nettement accusés. La sclérodactylie pourrait être confondue avec l'asphyxie locale (Raynaud) mais il faut noter que dans cette dernière affection, la peau n'est pas adhérente aux tissus sous-jacents, et que l'on ne rencontre pas la main en griffe. Dans le myxœdème, il n'y a pas d'induration ligneuse.

Le *pronostic* sera prudemment réservé.

Le *traitement* peut atténuer les symptômes locaux, mais non arrêter l'évolution de la maladie. En même temps qu'un régime fortifiant on ordonnera les bains généraux, les bains de sudation, les bains de boue, les bains de sable, etc. [1] ; on prescrira le massage, les pommades salicylées ou résorcinées, les emplâtres mercuriels ou les emplâtres de savon à l'acide salicylique, les mouvements actifs et passifs continués avec persévérance. On peut aussi, le cas échéant, essayer les préparations thyroïdiennes ainsi que les injections ou les emplâtres de théosinamine.

---

[1] Surtout les bains hydro-faradiques (Gaucher).

VITILIGO

PLANCHE LI, fig. 94.

L'absence de pigment peut être congénitale, qu'elle soit généralisée (albinisme) ou localisée. Dans ce cas, elle est le plus souvent définitive. On observe aussi chez certains sujets sans cause apparente, une disparition du pigment donnant lieu, en des régions tantôt symétriques, tantôt correspondant au trajet d'un nerf, tantôt sans localisation spéciale, à des taches blanches, arrondies, entourées à leur périphérie, principalement dans les phases ultérieures du processus, d'une zone hyperchromique nettement marquée qui ferait dire qu'en réalité le pigment s'est déplacé. Il n'y a ni symptômes subjectifs, ni altération de la sensibilité. Dans les cas très étendus, il ne reste plus à la fin sur la peau que quelques taches brunes isolées et limitées par une ligne courbe et concave (fig. 94). La confluence de plusieurs taches voisines achromiques donne naissance aux formes serpigineuses bien connues. Cette affection qui en règle générale est incurable, est plus manifeste lorsque la peau normale (en été par exemple) est, elle-même, plus foncée. On peut dire qu'elle ne disparaît jamais complètement.

On ne connaît pas jusqu'ici la cause de cette maladie ; on l'attribue parfois à des troubles nerveux ou à des troubles généraux.

Dans les cas bien nets, le *diagnostic* du vitiligo est très facile ; on le distinguera de la leucodermie syphilitique, aisément reconnaissable à sa localisation, à la régularité et la configuration circulaire de ses taches, à la netteté moins marquée de leurs bords.

Une *thérapeutique* vraiment efficace du vitiligo n'existe pas jusqu'à présent. Les agents capables de produire une pigmentation quand on les applique sur la peau normale (les emplâtres de moutarde, de cantharides, etc.) demeurent

Fig. 94. — Moulage de la clinique du professeur Neisser, à Breslau (Kröner). Deux plaques d'urticaire sur l'abdomen.

ici sans effet. Quand il ne reste plus que quelques places pigmentées, on peut essayer d'obtenir la disparition du pigment au moyen de sublimé (avec prudence !), de l'eau oxygénée ou de pâtes résorcinées fortes. Lorsque l'affection siège aux régions découvertes, les fards pourront être utilisés.

CHLOASMA

Planche LI, fig. 95.

Un grand nombre de pigmentations discrètes ou diffuses de la peau sont dues à des causes extrinsèques ou succèdent à des dermatoses telles que le psoriasis, le lichen, la pédiculose ; un certain nombre d'autres proviennent d'une cause interne. La pigmentation constitue un symptôme important de la maladie d'Addison, dans laquelle elle présente une teinte bronzée ; l'usage prolongé d'un certain nombre de médicaments, en particulier de l'arsenic, détermine chez les personne prédisposées, une pigmentation très marquée, tantôt en nappes, tantôt en taches ; on observe également une accumulation de pigment chez les cachectiques. Parmi les variétés de l'hypertrophie du pigment, il faut citer le chloasma qui est caractérisé par l'apparition d'une sorte de masque brun foncé, siégeant particulièrement sur le front, le nez et les joues, et qui est formé par la confluence de petites taches pigmentées ne dépassant pas le niveau de la peau (fig. 95). La grossesse et les affections utérines donnent naissance au chloasma ou l'exagèrent quand il est congénital.

La disparition ou la diminution de la pigmentation suivent la suppression de la cause qui l'a engendrée. On tirera un bon effet de l'emploi des agents capables de produire une desquamation intense de l'épiderme : badigeonnages avec le sublimé à 1 p. 100, frictions avec une pâte à la résorcine à 40 p. 100, jusqu'à exfoliation. Ces moyens procurent une amélioration passagère, mais ne donnent que rarement un résultat durable.

Fig. 95. — Moulage de la clinique de Fribourg (Johnsen). Femme gravide au neuvième mois.

NÆVI

SYNON. : Nævi pigmentaires et nævi vasculaires.

VERRUES SÉNILES

SYNON. : Papillomes séborrhéiques. — Acné sébacée partielle.

PLANCHES LII A LIV.

Les nævi sont des néoplasies bénignes de la peau formées d'une seule ou de plusieurs espèces d'éléments histologiques et affectant les dimensions et les dispositions les plus variées. On les rencontre chez un grand nombre de personnes, tantôt, dès la naissance, d'ordinaire plus tard, mais leur origine est toujours congénitale. Leur constitution histologique est des plus simples. Parmi eux, il faut ranger également les éphélides. Les nævi se présentent sous forme de taches rondes ou irrégulières, de dimensions variables, tantôt disposées unilatéralement, tantôt selon des lignes fixes (lignes de Vogt).

Dans les nævi dits mous, on trouve outre une accumulation de pigment, une prolifération de cellules de nouvelle formation ; les poils et les glandes de la peau peuvent également être atteints. Les nævi ont souvent un aspect verruqueux, papillomateux (nævi verruqueux ou papillomateux, fig. 96). Leur aspect est alors extrêmement varié, tantôt présentant une forme en plateau, tantôt une forme hémisphérique. Ces nævi méritent d'être signalés, parce que, avec l'âge, ils peuvent dégénérer en tumeur mélanique de mauvais nature.

Un autre groupe de nævi, les nævi vasculaires (taches de feu, fig. 97), se montrent dès la naissance, le plus souvent au visage ; ils peuvent être unilatéraux ou occuper une très grande étendue de la surface cutanée. Ils sont constitués tantôt par des vaisseaux capillaires, tantôt par des vaisseaux plus importants et plus profonds. Dans ce dernier cas, la tumeur prend un aspect irrégulièrement verruqueux ou framboesoïde. Ces nævi peuvent rétrocéder

Fig. 96. — Moulage de la clinique du professeur Neisser, à Breslau (Kröner).

Fig. 97. — Moulage de la clinique de Fribourg (Johnsen). Jeune fille de 17 ans, présentant un très grand nævus flammeus ayant envahi presque toute la partie droite du corps et n'ayant respecté qu'une petite portion de la peau.

ultérieurement, soit en totalité, soit en partie, mais ils peuvent aussi s'accroître considérablement par la périphérie.

On décrit sous le nom de nævi sébacés, les nævi dans lesquels la prolifération des glandes sébacées joue le rôle le plus important. A cette catégorie appartiennent les adénomes sébacés que l'on observe vers l'âge de la puberté ou plus tôt, chez les sujets arriérés. Il est rare de rencontrer des nævi durs et verruqueux qui ne soient en partie pigmentaires.

Un intérêt particulier s'attache aux nævi dits systématiques ou unilatéraux qui procèdent des éléments les plus variables de la peau, et paraissent souvent suivre le trajet d'un nerf (nævi nerveux), bien que l'influence du système nerveux sur leur production ne soit pas démontrée. Certains nævi peuvent se développer en formant des lignes ou des plaques ininterrompues; dans d'autres on retrouve les petits nævi isolés qui les constituent (fig. 98). On observe parfois sur le tronc une extension métamérique du nævus.

Enfin, il faut encore rattacher aux nævi les *verrues séniles* (séborrhéiques)[1] qui se montrent le plus souvent vers la quarantaine, et qui, chez beaucoup de sujets, se rencontrent en même temps que de petits angiomes (cavernomes séniles). Ils siègent d'ordinaire à la poitrine et sur le dos, le plus souvent sur les épaules. Il arrive qu'ils affectent une disposition linéaire (fig. 99). Ces taches sont isolées, grasses au toucher; d'un brun clair au début, elles prennent plus tard une coloration qui va du brun gris au brun noir, desquament et présentent à leur surface un aspect légèrement granulé. Leur volume varie de celui d'une lentille à celui d'une fève. La tumeur qui est extrêmement plane se laisse facilement enlever tout entière si on la gratte avec l'ongle; l'on met ainsi à nu la couche papillaire qui saigne facilement. La dégénérescence maligne est très rare, mais on l'observe cependant.

Il est rare que le *diagnostic* des nævi présente quelque difficulté, grâce aux commémoratifs, à la congénitalité, au développement précoce et au long état stationnaire des tumeurs.

Le *pronostic* est favorable, sauf dans les cas très rares de dégénérescence cancéreuse. Ce qui donne de l'importance aux nævi, c'est le point de vue esthétique, à cause de la déformation qu'ils déterminent.

Fig. 98. — Moulage de la clinique du professeur Neisser, à Breslau (Kröner).

Fig. 99. — Moulage de la clinique du professeur Neisser, à Breslau. Cancroïde en voie de développement, à la partie inférieure du dos.

[1] Les verrues séborréhiques ne sont pas des nævi (Gaucher).

Dans la majorité des cas, le traitement sera chirurgical. Les nævi pigmentaires de petite dimension seront de préférence touchés avec l'acide carbolique liquide, ou avec une solution alcoolique de sublimé à 1 p. 100 jusqu'à réaction. Dans les grands nævi mous, l'électrolyse donne de beaux résultats esthétiques. On détruira les nævi vasculaires par des ponctions galvano-caustiques superficielles, ou bien, on les fera pâlir par la méthode de Finsen. Pour guérir les verrues séniles, on les gratte avec la curette tranchante en faisant suivre le curettage d'une cautérisation avec le nitrate d'argent[1]. Contre les nævi volumineux, il n'y a en général pas de traitement efficace.

[1] Il est bien préférable de les détruire, soit par des attouchements répétés avec de l'acide acétique cristallisable, soit par la cautérisation ignée avec le thermo-cautère, suivant leur volume (Gaucher).

VERRUE VULGAIRE

SYNON. : Verrue.

PLANCHE LV, fig. 100.

Les verrues vulgaires se montrent surtout dans la jeunesse, plus rarement dans l'âge mûr ; on les rencontre aux mains et au visage ainsi qu'au cuir chevelu, sous forme d'excroissances planes, arrondies ou polygonales, qui par kératinisation progressive se crevassent à leur surface, prennent une coloration d'un gris sale, et peuvent acquérir une consistance très dure (fig. 100). Il ne semble pas possible de distinguer d'une manière absolue la verrue plane de la verrue dure. Au début, elle a à peine le volume d'une lentille, mais elle peut atteindre progressivement celui d'un pois ou d'une fève. On rencontre fréquemment autour d'une verrue ancienne, un grand nombre de verrues plus récentes (auto-inoculation). Ainsi que l'ont démontré des inoculations positives, il est hors de doute que les verrues ont une origine infectieuse ; mais la période d'incubation est extrêmement longue et peut durer des mois. Il n'y a de symptômes subjectifs que dans les cas où la verrue se localise à la plante du pied, parce que, la lésion siégeant dans l'épaisseur de la peau, son développement ne peut se faire vers l'extérieur. Elle est également douloureuse lorsqu'elle occupe le sillon unguéal ou que des rhagades se sont formées.

Le *diagnostic* de la verrue vulgaire est en général très facile, sauf quand elle siège à la paume de la main (fig. 100) où une infection secondaire peut, dans certains cas, lui donner quelque ressemblance avec une syphilide. Le lichen plan n'a pas la même coloration ; il a le plus souvent une autre localisation et est accompagné de prurit. La kératose arsénicale et l'ichtyose s'étendent en surface d'une manière diffuse ; la tubercule anatomique présente toujours un bord enflammé.

Fig. 100. — Moulage de la clinique du professeur Lesser, à Berlin (Kolbow).

Le *pronostic* est tout à fait favorable.

Le *traitement* consiste souvent dans l'administration interne de l'arsenic qui peut, après un emploi prolongé, amener une rétrocession du mal. Dans la plupart des cas, l'intervention chirurgicale est nécessaire : destruction par les caustiques, par l'acide trichloracétique, l'acide nitrique fumant (avec circonspection !), l'acide acétique glacial. On peut aussi avoir recours à l'électrolyse ou à l'extirpation après anesthésie à l'éther ou au chlorure d'éthyle. On croit communément que la destruction d'une grosse verrue centrale entraîne la disparition de celles qui l'entourent (?) On a signalé récemment des résultats rapides dus à la radiothérapie [1].

[1] Le meilleur traitement est la cautérisation avec la pointe fine du galvanocautère (Gaucher).

PAPILLOMES

CONDYLOMES ACUMINÉS

SYNON. : Végétations.

PLANCHE LV, fig. 101.

Les papillomes sont des néoplasies bénignes, dues à une prolifération des papilles et de l'épithélium cutanés donnant naissance à de véritables choux-fleurs qui sont constitués par la réunion et la confluence d'un grand nombre de papilles ramifiées. On les observe principalement sur la peau et sur la muqueuse des organes génitaux, d'où ils se propagent aux régions avoisinantes des cuisses, jusqu'au périnée et à l'anus (fig. 101) ; plus rarement dans le conduit auditif, au nez et aux lèvres. La surface de ces papillomes, qui sont généralement très nombreux, présente l'aspect muqueux, mais il arrive aussi qu'elle prend une apparence cornée. Quand les tumeurs sont volumineuses, il se produit entre les différents papillomes qui les composent, à cause de la macération à laquelle ils sont soumis, une sécrétion extrêmement fétide. En général on ne constate pas d'inflammation au pourtour de la tumeur. Il en est qui, par leur développement en hauteur et en surface atteignent, au bout d'un certain temps, le volume d'un poing.

Le plus souvent, c'est l'irritation due aux sécrétions gonorrhéiques qui leur donne naissance ; mais les cas ne manquent pas où la gonorrhée ne doit pas être incriminée. Leur mode d'extension, qui souvent fait penser à une auto-inoculation, permet de soupçonner la nature infectieuse de leur origine ; mais jusqu'ici celle-ci n'est pas démontrée.

Le *diagnostic* des papillomes ne présente pas de difficulté, grâce à leur aspect typique, à la netteté de leurs contours et à leur localisation. Si une confusion est possible avec les syphilides, c'est uniquement à cause du nom de condylome auquel on fera bien de substituer celui de papillome.

Fig. 101. — Moulage de la clinique de Fribourg. Servante de 19 ans. Pas de gonorrhée.

Le *pronostic* est tout à fait favorable. Au point de vue de la prophylaxie, il faut recommander, principalement si on a constaté l'existence d'une gonorrhée, de veiller à ce que les organes génitaux soient toujours propres et secs.

Le *traitement* aura surtout pour objet la suppression de la cause morbide (gonorrhée, balanite, vulvite).

Les papillomes volumineux sont enlevés avec les ciseaux ou la pince. Quand ils sont petits et très nombreux, le mieux est de les racler avec la curette tranchante, puis de cautériser le fond avec le nitrate d'argent et le perchlorure de fer. Il n'est pas rare qu'on réussisse à les faire disparaître en maintenant la région sèche ou en la poudrant avec une poudre indifférente (oxyde de zinc, acide borique). Pour détruire les papillomes, on a recours aux caustiques ordinaires : plomb caustique (Gehrardt); mélange de poudre de sabine et d'alun à parties égales, ou mieux encore solution résorcinée à 10 p. 100. Les badigeonnages à la formaline ou à l'acide chromique à 10 p. 100 donnent également de bons résultats. Contre les papillomes fortement cornés, il y a lieu de recommander les badigeonnages avec un mélange d'eau et de résorcine ou l'application d'un emplâtre sur gutta-percha à l'acide salicylique.

MOLLUSCUM FIBREUX

SYNON. : Fibromatose cutanée.

PLANCHE LVI, fig. 102.

Les fibromes isolés de la peau sont relativement rares ; beaucoup plus fréquents sont les fibromes multiples et mous (neurofibromes) qui sont congénitaux ou d'origine congénitale et qui ont pour point de départ la gaine des nerfs[1]. Leur nombre est généralement très considérable et leur volume très variable. Ils sont tantôt plans, tantôt pédiculés[2] ou enclavés dans des replis sacciformes du tégument (fig. 102). Les sacs cutanés ainsi formés peuvent persister après l'évacuation de leur contenu. Quand les fibromes siègent profondément, ils présentent par transparence un aspect bleuâtre et l'on rencontre fréquemment au milieu d'eux des nævi de dimensions variables et en nombre considérable. Au niveau de ces tumeurs, tantôt la peau paraît normale, tantôt elle présente à sa surface des vaisseaux ou des follicules glandulaires dilatés. Ces tumeurs peuvent atteindre des dimensions extraordinaires et, même à la fin, s'exulcérer. Comme symptômes subjectifs il faut signaler des douleurs intenses. Il y a lieu aussi de noter la possibilité d'une dégénérescence sarcomateuse. Ces tumeurs amènent parfois des déformations très prononcées.

Le *diagnostic* n'est guère difficile.

Le *pronostic*, abstraction faite de la possibilité d'une dégénérescence maligne, est favorable ; mais il ne faut pas compter beaucoup sur une régression spontanée capable de faire disparaître la déformation et les douleurs.

Le *traitement* est purement chirurgical et se borne à l'ablation des tumeurs les plus volumineuses et les plus gênantes.

Fig. 102. — Moulage de la clinique du professeur Lesser, à Berlin (Kasten).

---

[1] Cette théorie n'est pas toujours exacte (Gaucher).

[2] Les fibromes pédiculés constituent le *molluscum pendulum* (Gaucher).

ATHÉROMES MULTIPLES

(KYSTES SÉBACÉS)

SYNON. : Loupes.

PLANCHE LVI, fig. 103.

On observe souvent dans l'âge mûr, surtout sur le cuir chevelu, plus rarement à la face ou aux organes génitaux (fig. 103), des tumeurs tubéreuses dont le volume varie de celui d'un pois à celui du poing, et qui sont formées par la prolifération du tissu des glandes sébacées, la suppuration de leur contenu, et leur transformation kystique. Elles sont ordinairement multiples ; on retrouve encore parfois à leur sommet le conduit excréteur de la glande qui donne issue, quand on le presse entre les doigts, à la matière dite athéromateuse[1]. L'athérome est entouré d'une membrane assez épaisse de tissu conjonctif qui, d'ordinaire, se laisse facilement et entièrement énucléer, surtout quand le kyste siège au cuir chevelu. Il est assez rare de le voir s'ouvrir et guérir spontanément après suppuration. Il est également rare de voir survenir une dégénérescence de mauvaise nature.

Le *diagnostic* de l'athérome est facile, grâce à sa localisation habituelle, à l'absence de douleurs, à la forme de la tumeur et surtout à la nature de son contenu.

Le *pronostic* est tout à fait favorable. Le *traitement* doit être chirurgical ; on aura soin d'extirper complètement la membrane afin d'éviter les récidives[2].

Fig. 103. — Moulage de la clinique du professeur Neisser à Breslau (Kröner).

---

[1] Ou sébacée (Gaucher).

[2] On peut aussi détruire les loupes par l'application de la pâte de Vienne, qui permet d'énucléer facilement la poche kystique, en totalité, après évacuation de son contenu. — Les injections d'éther dans la poche kystique arrivent au même résultat (Gaucher).

MOLLUSCUM CONTAGIOSUM

SYNON. : Acné varioliforme [1].

PLANCHE LVII, fig. 104.

Le molluscum contagiosum se rencontre le plus souvent à la région génitale chez l'adulte, au visage ou au cuir chevelu chez l'enfant. Il consiste en de petites nodosités hémisphériques, faiblement transparentes, de coloration d'un blanc rosé, qui peuvent atteindre progressivement le volume d'un pois ou d'une lentille, mais ne vont que rarement au delà. Leur sommet présente une ombilication nettement circulaire à l'intérieur de laquelle la peau apparaît sèche et finement granulée. Le molluscum contagiosum est rarement isolé; le plus souvent, au contraire, on trouve une tumeur déjà ancienne autour de laquelle sont groupées un certain nombre de tumeurs plus petites et plus récentes (auto-inoculation). Celles-ci peuvent être aussi disposées linéairement comme si elles étaient le résultat d'une égratignure. Une forte pression exercée sur les côtés du molluscum contagiosum, permet d'en évacuer tout le contenu. Cette opération provoque une petite hémorragie. Le bouchon ainsi expulsé apparaît légèrement hyalin; examiné au miscroscope, il contient un grand nombre de grains luisants (corpuscules du molluscum). Après que la nodosité a été vidée, elle s'affaisse. Son développement est extrêmement lent et sa durée longue, si l'on n'intervient pas. L'origine du molluscum contagiosum est sans doute de nature infectieuse (inoculations expérimentales positives), mais celle-ci n'a pas encore été rigoureusement démontrée. On suppose que l'agent infectieux appartient à la classe des protozoaires [2] (?).

Fig. 104. — Moulage de la clinique du professeur Lesser, à Berlin (Kolbow).

---

[1] L'acné varioliforme (molluscum contagiosum) est bien une acné, car l'affection siège dans les glandes sébacées et résulte d'une déviation évolutive des cellules glandulaires, de nature infectieuse probable, mais inconnue. Celles-ci, au lieu de suivre l'évolution graisseuse normale, s'infiltrent d'éléidine. Les figures, décrites comme des parasites (psorospermies, coccidies) par certains auteurs, ne sont que des formes de dégénérescence du protoplasma cellulaire (Gaucher).

[2] C'est, d'ailleurs, une supposition qui ne repose sur aucun fondement (Gaucher).

Le *diagnostic* est facile grâce à l'aspect de la petite nodosité (ombilication). Dans les cas douteux, la possibilité de vider entièrement la tumeur par expression, ainsi que la démonstration microscopique de la présence de corpuscules de molluscum tranchera le diagnostic.

Le *pronostic* est favorable.

Le *traitement* consiste dans l'évacuation du contenu de chaque tumeur au moyen des ongles ou de l'extirpateur de comédons. Si les tumeurs sont volumineuses, on pourra en pratiquer l'ablation [1].

[1] Le traitement consiste dans l'excision de la petite tumeur avec des ciseaux courbes, suivie de la cautérisation avec un crayon de nitrate d'argent, ou mieux dans sa cautérisation et sa destruction avec la pointe du galvanocautère (Gaucher).

KÉLOIDE

Planche LVII, fig. 105.

Il faut distinguer la kéloïde cicatricielle de la kéloïde vraie, selon qu'elle se développe sur une cicatrice préalable, ou sur le tégument sain, mais dans ce dernier cas, il peut aussi arriver qu'elle soit le résultat d'une lésion superficielle. La kéloïde est une tumeur plane, circonscrite, d'aspect rubané ou tubéreux sur les bords de laquelle on trouve fréquemment des prolongements en forme de branches de ciseaux (scheerenartige Ausläufer), empiétant sur le tissu sain, avec lequel ils se confondent insensiblement. La surface de la kéloïde est unie, presque toujours d'aspect cicatriciel et souvent sillonnée par des vaisseaux ténus qui lui donnent, surtout vers les bords, une teinte rougeâtre. Outre la difformité à laquelle elle peut donner lieu, la kéloïde est parfois le siège de douleurs spontanées, ou d'une grande sensibilité à la pression. On ne connaît pas jusqu'ici l'étiologie de la kéloïde. On est d'accord, en général, pour la rattacher à une disposition héréditaire ou de race (nègre) ; toutefois, on ne saurait exclure d'une manière absolue la possibilité d'une infection [1]. La kéloïde siège le plus souvent au sternum (fig. 105), mais on la rencontre parfois, surtout la kéloïde cicatricielle, au visage, ainsi qu'en d'autres régions du corps.

Pour faire le *diagnostic*, on se basera sur la localisation, la douleur et l'aspect tubéreux ou rubané spécial à la kéloïde.

Le *pronostic* n'est pas favorable car, même après l'extirpation, la récidive est la règle, et la régression spontanée est tout à fait exceptionnelle.

Le *traitement*, par là même, a peu de chance de donner un résultat. On peut tenter les injections de thiosinamine, à 10 p. 100, les emplâtres de thiosina-

Fig. 105. — Moulage de la clinique du professeur Kaposi, à Vienne (Dr Henning).

[1] La chéloïde est très probablement de nature infectieuse, mais son parasite n'a pu être découvert jusqu'ici (Gaucher).

mine, l'électrolyse, et, le cas échéant, l'extirpation (en empiétant sur les tissus sains), suivie de la greffe[1].

[1] Le meilleur traitement, le seul qui n'expose pas à des récidives est la scarification linéaire quadrillée ; il faut de très nombreuses séances de scarification pour arriver à la guérison d'une kéloïde. L'extirpation et les cautérisations de toutes sortes sont *toujours* suivies d'une récidive plus volumineuse que la tumeur primitive (Gaucher).

XANTHOME

Synon. : Xantelasma.

Planche LVII, fig. 106.

Le xanthome est une néoplasie bénigne qui, dans la plupart des cas, résulte probablement d'une disposition congénitale, et qui se distingue par sa coloration spéciale qui va du jaune soufre au jaune rougeâtre. Il peut être isolé — xanthome circonscrit — surtout aux paupières (fig. 106) ou multiple, — xanthome disséminé plan ou tubéreux. La première variété s'observe aux paupières sous la forme de plaques plus ou moins saillantes ou ne dépassant pas le niveau de la peau, d'un jaune franc, indolores, n'occasionnant aucun trouble subjectif, et ne siégeant qu'à la région mentionnée, ou dans son voisinage. Dans la forme disséminée, on trouve également des plaques peu saillantes, localisées aux plis articulaires et à la paume des mains ; on rencontre aussi des tumeurs tubéreuses, des nodosités fermes, parfois mollasses, de dimensions plus ou moins considérables, qui sont presque toujours localisées aux surfaces d'extension des articulations. Les plaques peuvent présenter ici une teinte jaune ou violette. Les xanthomes sont presque toujours disposés symétriquement ; ils se développent lentement jusqu'à ce qu'ils aient atteint une certaine étendue. Ils ne rétrocèdent presque jamais. On a signalé, surtout dans le xanthome disséminé, des troubles hépatiques (ictère) ainsi qu'une xanthomatose des organes internes. On ne sait pas encore si le xanthome diabétique, affection à marche aiguë, qu'on observe chez les glycosuriques, et qui, en général, disparaît spontanément au bout d'un certain temps, doit être rangé avec le xanthome vrai. De même, il n'est pas établi, jusqu'ici, d'une manière rigoureuse, que l'apparition du xanthome soit sous la dépendance de maladies internes, spécialement du foie.

Le *diagnostic* est facile, grâce à la coloration jaune et à la localisation du xanthome.

Fig. 106. — Moulage de la clinique du professeur Lesser, à Berlin (Kolbow).

Le *pronostic* est favorable.

Le *traitement* ne saurait être que chirurgical ; dans certains cas, on aura recours à l'électrolyse [1].

---

[1] Ou, mieux, à la cautérisation avec le galvanocautère (Gaucher).

XÉRODERMA PIGMENTOSUM

Planche LVIII, fig. 108.

Le xéroderma pigmentaire (mélanose lenticulaire progressive, liodermie essentielle), est une affection très rare presque toujours familiale et apparaissant dans le premier âge. Sous l'influence de la lumière, il se produit d'abord une inflammation érythémateuse ou eczémateuse du visage, des bras et des mains qui donne lieu, peu à peu, à de nombreuses taches pigmentées de teinte extrêmement variable, à des télangiectasies, à des saillies verruqueuses, et, enfin, à des taches atrophiques blanches et déprimées (fig. 107). Avec le temps, l'atrophie peut s'étendre considérablement, et les taches pigmentées s'accroître en nombre et en étendue. Il importe de noter que dans la première jeunesse, parfois plus tard, ces taches deviennent le siège de tumeurs malignes, pigmentaires (carcinome, sarcome), lesquelles peuvent donner lieu à des métastases.

Le *diagnostic* est difficile au début, mais beaucoup plus facile dans la suite.

Le *pronostic* est tout à fait mauvais; toutefois, la maladie peut durer des années.

Comme *traitement*, on s'efforcera, au début, de prévenir l'extension de la maladie, en protégeant la peau contre les rayons chimiques actifs du soleil (voile jaune, pommade renfermant des matières colorantes ou de la quinine). Les tumeurs doivent être opérées. La récidive et la métastase sont la règle.

Fig. 107. — Moulage de l'hôpital Saint-Louis à Paris (Baretta). N° 1464, Quinquaud.

MALADIE DE PAGET

Planche LIX, fig. 107.

A son début la maladie de Paget, du mamelon, se présente généralement sous l'aspect d'un eczéma humide et rebelle qui se développe chez la femme, à l'époque de la ménopause, sur le mamelon et à son pourtour. Elle siège rarement en d'autres régions (région anale, etc...). Les bords de la plaque sont nettement arrêtés et policycliques. D'abord peu étendue, excoriée et présentant par places des végétations papillaires et cornées, cette plaque s'accroît peu à peu par la périphérie. Plus tard, après une période assez longue, une induration plane, papyracée apparaît, et la lésion peut atteindre un développement considérable, pendant que le mamelon subit une régression, se ratatine et se rétracte (fig. 108) ; enfin une complication intervient d'ordinaire, à savoir : la dégénérescence cancéreuse des ganglions lymphatiques voisins, ou de la glande mammaire elle-même.

Au point de vue du *diagnostic*, il faut, au début, ne pas confondre la maladie de Paget avec l'eczéma suintant dont les bords n'ont guère une délimitation aussi nette. En outre, la longue durée de l'affection, l'apparition de l'induration papyracée, ainsi que, dans les cas ambigus, la biopsie, permettront de reconnaître la maladie de Paget.

En général le *pronostic* est douteux.

Le *traitement* ne saurait être que chirurgical ; il consiste dans l'ablation totale du sein.

Fig. 108. — Moulage de l'hôpital Saint-Louis à Paris (Baretta). N° 1160, Vidal.

ULCUS RODENS

Synon. : Cancroïde. Épithélioma cutané.

Planche LIX, fig. 109.

Parmi les cancers primitifs de la peau, le plus fréquent sans doute et celui qui intéresse le plus les dermatologistes, est l'ulcus rodens (cancroïde) que l'on rencontre, dans l'âge mûr ou dans un âge plus avancé. Il est constitué par des tumeurs planes, le plus souvent arrondies ou réniformes, à bords et à fond durs, formées par de petites nodosités de consistance ferme et de coloration normale ou légèrement rougeâtre, qui s'ulcèrent à leur centre pendant qu'elles se développent à la périphérie. Les bords légèrement surélevés de la lésion la font aisément reconnaître; ils paraissent par places, comme minés. L'ulcère lui-même paraît peu granulé, et la coloration qu'il présente va du rouge au rouge foncé. La sécrétion est peu abondante, sèche facilement et forme des croûtes très adhérentes. Il arrive assez fréquemment que le centre se cicatrise; plus rarement, on voit après un temps plus ou moins long, l'ulcération se développer vers la profondeur. Les ganglions correspondants sont rarement envahis; aussi peut-on considérer l'ulcus rodens comme relativement bénin. La dégénérescence cancéreuse est toujours possible. L'ulcus rodens siège habituellement au visage, au nez (fig. 109), aux paupières ou aux organes génitaux, rarement en d'autres régions du corps. Il peut avoir pour point de départ une verrue séborrhéique.

Le *diagnostic* de l'ulcus rodens ne présente ordinairement pas de difficulté, si l'on tient compte de son siège habituel, de l'âge du malade, de l'infiltration dure des bords et du fond, et de l'évolution lente de la lésion. Il est des cas dans lesquels il n'est pas facile de le distinguer des syphilides qui, elles aussi, guérissent fréquemment au centre, tout en progressant à la périphérie. S'il

Fig. 109. — Moulage de la clinique du professeur Neisser, à Breslau (Kröner).

y a doute, on fera une biopsie[1]; l'insuccès d'une cure spécifique, ainsi que l'absence d'autres manifestations de la syphilis, aideront aussi à trancher la difficulté.

Au début, le *pronostic* sera favorable si la lésion ne paraît guère progresser; toutefois, la dégénérescence cancéreuse peut survenir tôt ou tard.

Le *traitement* aboutira fréquemment à la guérison, grâce à la bénignité relative de l'affection, du moins à ses premiers stades. On aura recours au raclage, aux cautérisations avec le Paquelin ou avec les caustiques (solution concentrée de résorcine, emplâtre à la résorcine, pâte du frère Cosme). Quoi qu'il en soit, il importe de surveiller ces cas de près. Si le processus s'étend manifestement en surface ou en profondeur, une intervention chirurgicale énergique est seule indiquée. On n'est pas d'accord sur l'efficacité de l'arsenic administré par la voie interne ou hypodermique.

---

[1] Il est beaucoup plus logique et beaucoup moins dangereux, dans le cas de doute, de prescrire un traitement mercuriel d'épreuve, qui guérira la lésion, s'il s'agit de syphilis, et n'aura aucune action sur l'épithélioma (Gaucher).

SARCOMATOSE DE LA PEAU

(SARCOME IDIOPATHIQUE MULTIPLE HÉMORRAGIQUE)

SYNON. : Sarcomatose cutanée, généralisée, primitive, télangiectasique.

PLANCHES LX ET LXI, fig. 111.

Les sarcomes de la peau peuvent être primitifs ou provenir, par métastase, de sarcomes des organes internes. Parmi ceux de la première classe, il faut signaler comme particulièrement malins, les sarcomes pigmentaires[1] qui ont pour point de départ un nævus irrité, et donnent lieu, en général, à des métastases précoces. On observe encore d'autres variétés non pigmentaires, qui peuvent envahir une grande partie de la surface cutanée, sous forme de nodules durs, isolés ou disséminés, de coloration normale, ou rougeâtre ou livide (fig. 110). Suivant leur degré de malignité, l'évolution de ces tumeurs peut être plus ou moins rapide et provoquer à bref délai des métastases internes ou ganglionnaires. Les tumeurs volumineuses s'ulcèrent quelquefois. Il faut classer à part le *sarcome pigmentaire idiopathique multiple hémorragique* de Kaposi, qui apparaît d'abord sur les membres sous forme de nodules d'un rouge vif passant bientôt, à la suite d'hémorragies, au bleu violacé. On constate également des plaques d'infiltration sarcomateuse qui s'accompagnent de violentes douleurs et présentent en tous points le caractère des nodules isolés, avec une teinte brune ou brun rougeâtre (fig. 111). Tandis que d'autres sarcomes évoluent rapidement, celui-ci marche avec lenteur et n'engendre que tardivement des métastases internes ; on observe fréquemment la régression des nodules isolés avec pigmentation et atrophie de la peau. Comme l'évolution de l'affection est lente, la mort ne survient d'ordinaire qu'après des années.

L'*étiologie* des sarcomes n'est pas encore bien établie ; toutefois beaucoup d'arguments plaident en faveur de l'infection.

Fig. 110. — Moulage de la clinique du professeur Lesser, à Berlin (Kolbow).

Fig. 111. — Moulage de la clinique du professeur Neisser, à Breslau (Kröner).

---

[1] Ou mélaniques (Gaucher).

Le *diagnostic* des sarcomes pigmentaires isolés n'est pas particulièrement difficile si l'on se souvient qu'ils ont pour point de départ les nævi pigmentaires. Les tumeurs non pigmentaires sont beaucoup plus difficiles à reconnaître. Il importe de les distinguer des tumeurs à granulations, de la syphilis, de la tuberculose, de l'actinomycose, et aussi du mycosis fongoïde, avec lesquels on pourrait les confondre si l'on n'avait pour s'éclairer l'examen histologique, l'insuccès du traitement spécifique et l'absence de réaction par l'épreuve de la tuberculine, etc... La localisation et l'évolution du sarcome idiopathique hémorragique le feront reconnaître avec certitude.

Sauf pour les dernières variétés, le *pronostic* est tout à fait défavorable, car l'extirpation même hâtive ne met pas à l'abri des récidives locales ni des métastases, principalement dans les formes pigmentaires.

En fait de *traitement* viennent en premier rang les injections arsénicales. En présence de nævi pigmentaires isolés, il faudra procéder à l'extirpation dès que l'on verra se produire la moindre transformation suspecte.

MYCOSIS FONGOIDE

PLANCHE LXI, fig. 112.

Le premier stade du mycosis fongoïde (granulome) est caractérisé par l'apparition sur la peau de plaques étendues, d'aspect eczématiforme ou psoriasiforme, qui sont accompagnées d'un prurit intense, présentent une évolution très chronique et sont rebelles à tout traitement. Sur ces plaques infiltrées, de même que sur la peau saine, peuvent se développer après quelques années, des tumeurs d'un aspect spécial comparable à celui d'une éponge et de coloration violacée ou rouge brunâtre; ces tumeurs s'exulcèrent parfois (fig. 112). La mort arrive plus tard par marasme accompagné de métastases internes. Le stade prémycotique fait rarement défaut.

L'étiologie n'est pas connue. La structure histologique du mycosis fongoïde est celle du sarcome [1].

Le diagnostic de la maladie est très difficile au premier stade ; la résistance extraordinaire des plaques à l'action de tous les moyens thérapeutiques, l'intensité du prurit et la longue durée des manifestations la feront reconnaître. Le diagnostic ne présente d'ordinaire plus de difficulté réelle au second stade où apparaissent les tumeurs caractéristiques.

Le *pronostic* est très défavorable.

Traitement. On a signalé des guérisons par l'arsenic, mais ce remède ne donne que des résultats très incertains.

Fig. 112. — Moulage de l'hôpital Saint-Louis, à Paris (Baretta). N° 1706, Hallopeau.

---

[1] Cela est parfaitement exact. La structure histologique des tumeurs mycosiques est celle des sarcomes globo-cellulaires (tumeurs embryoplastiques) ; c'est l'opinion que je soutiens depuis plus de vingt ans. Malheureusement, en France, il y a encore quelques histologistes qui n'ont pas abandonné la théorie fantaisiste de la lymphadénie cutanée (Gaucher).

ECZÉMA

PLANCHES LXII A LXVII.

La plus fréquente des affections de la peau est l'eczéma. Cette dermatose se présente le plus souvent sous forme de plaques vivement prurigineuses au niveau desquelles on constate, d'ordinaire successivement, mais aussi simultanément, tous les degrés de l'inflammation. D'après l'intensité du processus exsudatif qui reste dans la majorité des cas limité à l'épiderme, mais qui dans les cas intenses et de longue durée peut atteindre les couches plus profondes du tégument, on distingue : le stade érythémateux dans lequel tout se borne à de la rougeur et à une tuméfaction diffuse ; le stade papuleux, qui présente des foyers isolés d'exsudation (fig. 113) ; le stade vésiculeux, au cour duquel les couches superficielles de l'épiderme se soulèvent pour donner naissance à des vésicules. Dans ce dernier stade, le contenu des vésicules peut se troubler par immigration des leucocytes : eczéma pustuleux[1]. Si la paroi des vésicules vient à se rompre soit spontanément, soit mécaniquement, livrant passage à une quantité considérable de sérosité, on dit alors que l'eczéma est suintant : eczéma madidans ou rubrum. Cette dernière dénomination sert habituellement à désigner les variétés dans lesquelles de vastes surfaces du réseau de Malpighi sont à découvert (fig. 117).

L'exsudation est-elle minime, la sérosité se dessèche et donne lieu à la formation des croûtes : eczéma croûteux ou impétigineux[2]. Si, après la chute des croûtes, il ne se produit pas de poussée nouvelle, le processus de kératinisation s'établit au cours duquel l'infiltration inflammatoire persistante de la

Fig. 113. — Moulage de la clinique du professeur Neisser, à Breslau (Kröner).
Fig. 117. — Moulage de la clinique du professeur Lesser, à Berlin (Kasten).
Fig. 115. — Moulage de la clinique du professeur Neisser, à Breslau (Kröner).

[1] L'eczéma pustuleux est un eczéma infecté ou impétigineux (Gaucher).

[2] L'eczéma peut être croûteux sans être impétigineux. L'eczéma impétigineux est une forme mixte, un eczéma infecté (Gaucher).

peau donne à celle-ci un aspect rouge ou squameux : eczéma squameux (fig. 115). Dans cette dernière variété, les irritations mécaniques ou autres réveillent facilement la maladie; le suintement réapparaît et l'on trouve alors fréquemment, réunis sur le même sujet, les différents stades de l'eczéma : polymorphisme. Ce sont ces poussées qui rendent la guérison définitive si difficile et tendent à prolonger la durée de l'affection par la production répétée de nouvelles exacerbations : eczéma chronique. Le stade squameux peut succéder directement au stade papuleux ou vésiculeux, de sorte qu'il peut être considéré comme le stade ultime de l'eczéma. Il est à remarquer que même lorsque la guérison paraît définitive, la peau peut garder une vulnérabilité qui la fait réagir au contact des irritants chimiques ou mécaniques les plus faibles. Aussi la récidive est-elle la règle.

L'*étiologie* de l'eczéma n'a pas encore été bien éclaircie. On la rattache non seulement à des causes irritantes extrinsèques, mais aussi à une prédisposition interne[1]. Ce dernier facteur ne peut toutefois être considéré que comme une cause adjuvante et non comme la cause essentielle.

En général, les sujets atteints de troubles de la nutrition générale ou de la digestion (les nourrissons principalement), d'anémie, de chlorose, de maladie constitutionnelle ou infectieuse chronique (diabète, néphrite, scrofulose) sont plus aptes à faire de l'eczéma que ceux dont la nutrition de la peau et l'état général sont tout à fait normaux. Tout le monde reconnaît l'influence directe des irritants mécaniques ou chimiques sur la production de l'eczéma, surtout si leur action est répétée et prolongée; mais une certaine prédisposition est nécessaire. Il n'est pas toujours possible de découvrir la cause irritante directe de l'eczéma, mais il est plus que probable qu'un grand nombre des substances qui sont mises journellement en contact avec la peau, le provoquent chez les sujets prédisposés. Ainsi, on a découvert, il y a quelques années, que la primula obconica donne naissance à un eczéma très intense et très rebelle. Parmi les causes de l'eczéma, on signale un certain nombre de produits chimiques, tels que l'iodoforme, le sublimé, l'acide phénique, l'arnica, les huiles éthérées, la térébenthine, certains savons, et même l'eau employée longtemps sous forme de cataplasmes par exemple, etc... Les rayons chimiques du soleil peuvent agir également, comme cause déterminante. Il en est de même du ciment et de la poussière de farine; mais il est probable qu'ici, outre

[1] La cause prédisposante nécessaire de l'eczéma vrai, qu'il ne faut pas confondre avec les éruptions artificielles eczématiformes, est vraisemblablement une auto-intoxication par les matières extractives azotées, désassimilées, provenant d'une nutrition viciée (Gaucher).

l'action chimique, une action mécanique entre en jeu, qui est capable de produire à elle seule l'eczéma. Comme dans la gale, par exemple, un eczéma typique peut être le résultat d'un grattage prolongé.

Des travaux récents ont établi que les agents ordinaires de la suppuration, les staphylocoques, jouent également un rôle dans le développement de l'eczéma. Il existe enfin d'autres affections de la peau rangées avec les eczémas, dans lesquelles on rencontre des champignons à mycélium qui, s'ils ne sont pas les seuls agents pathogènes de la lésion, en déterminent cependant la forme spéciale (eczéma mycotique ou séborrhéique [1]).

Le siège, ainsi que la nature des causes déterminantes de la maladie, ont une grande influence sur sa symptomatologie. Chez l'enfant, l'eczéma se localise très fréquemment au visage où il revêt des formes diverses parmi lesquelles il faut citer tout d'abord la variété connue sous le nom de croûte de lait [2] (fig. 120), dans laquelle les joues, le front et les oreilles, principalement, mais aussi le cuir chevelu, se couvrent de croûtes d'un gris jaunâtre ou brunâtre, ou sanguinolentes, en même temps qu'ils présentent en maints endroits des plaques suintantes et des traces de grattage. On observe dans la plupart des cas, un engorgement des ganglions voisins. L'eczéma aigu n'est pas rare chez l'adulte ; il s'accompagne d'une tuméfaction très prononcée de la région, d'un prurit intense, d'œdème, de formation de vésicules, qui lui donnent une ressemblance assez marquée avec l'érysipèle. Si l'affection s'étend au cuir chevelu, elle peut occasionner une alopécie temporaire. Dans le jeune âge, on rencontre fréquemment, par suite de l'existence de poux de tête, un eczéma impétigineux chronique de la nuque et du cuir chevelu, qui peut être accompagné, au visage et aux mains d'efflorescences semblables en tous points, aux pustules de l'impétigo. Il n'est même pas invraisemblable que la grande majorité des soi-disant cas d'impétigo, soit due aux poux de tête, le caractère extrêmement infectieux du contenu des pustules d'impétigo suffisant à expliquer la propagation de la maladie, sans qu'il soit nécessaire d'invoquer le concours des parasites. L'engorgement prononcé des ganglions fait croire souvent à de la scrofulose. Le manque de soins peut produire l'agglutinement et l'enchevêtrement des cheveux que l'on rencontre dans la plique polonaise.

Fig. 120. — Moulage de la clinique du professeur Neisser, à Breslau (Kröner).

---

[1] La nature parasitaire de l'eczéma séborrhéique n'est rien moins que démontrée (Gaucher).

[2] Les croûtes de lait appartiennent à l'impétigo, tout au plus à l'eczéma impétigineux, mais non à l'eczéma (Gaucher).

Une localisation très importante de l'eczéma, parce qu'elle est fréquemment le point de départ du lupus du nez, est celle des narines et de la muqueuse nasale que l'on observe chez les sujets jeunes.

A la suite d'un catarrhe nasal, il n'est pas rare de rencontrer chez les personnes qui portent la barbe, un eczéma croûteux de la lèvre supérieure, pouvant s'étendre à toute la barbe, et provoquer une folliculite chronique. Le pourtour de la bouche ainsi que la muqueuse des lèvres elle-même sont quelquefois le siège d'un eczéma rebelle et extrêmement gênant, chronique, squameux et compliqué de rhagades. On l'attribue d'ordinaire à l'usage d'eaux dentifrices impropres (huiles éthérées, thymol). — Eczéma orbiculaire de la bouche (voy. fig. 118).

Lorsque l'eczéma du visage est sujet à des récidives ou à des exacerbations fréquentes, il entraîne un épaississement général de la peau dont l'aspect rappelle celui du facies léonin de la lèpre. L'eczéma de l'oreille est particulièrement chronique ; il est souvent déterminé et entretenu par une inflammation ou une suppuration chronique de l'intérieur de l'oreille.

On rencontre aux mains, plus rarement aux pieds, un eczéma d'ordinaire professionnel[1], qui se localise aussi bien au dos de la main (fig. 119) qu'à la paume. C'est ici qu'interviennent les différentes causes dont nous avons parlé plus haut, et qui donnent naissance, tantôt à des plaques eczémateuses chroniques et nettement délimitées tantôt à des poussées vésiculeuses et bulleuses aiguës. Quand l'eczéma siège au dos de la main, il atteint souvent les ongles ; le processus exsudatif qui attaque le lit de l'ongle peut amener la chute de celui-ci, l'altérer dans sa croissance, et produire des cannelures ou des opacités (fig. 115). Comme c'est à prévoir, des paronychies peuvent compliquer cet eczéma. A la paume de la main et à la plante du pied, l'épaisseur de la peau modifie singulièrement l'aspect des lésions. Les vésicules siègeant profondément sont souvent à peine visibles, et tendent fortement la peau. Il en résulte que les mouvements déterminent facilement la formation de rhagades douloureuses. Par suite de l'exagération de la prolifération épithéliale et de l'insuffisance de la kératinisation, il se produit sous l'influence de certains métiers (chez les lavandières, chez les servantes, etc.), une accumulation considérable

Fig. 118. — Moulage de l'hôpital Saint-Louis, à Paris (Barretta). N° 295, Lailler.
Fig. 119. — Moulage de la clinique du professeur Neisser, à Breslau (Kröner).
Fig. 116. — Moulage de l'hôpital Saint-Lonis, à Paris (Baretta). N° 591, Fournier.

[1] Pas toujours (Gaucher).

de matière cornée, dont l'origine eczémateuse n'est reconnaissable qu'en examinant, sur les bords, la callosité ainsi formée, ou en la soulevant (fig. 116). Si l'affection est plus aiguë et l'exsudation plus abondante, des bulles volumineuses se formeront par le soulèvement de l'épiderme, et toute la couche cornée de la paume de la main et de la plante du pied se détachera en une fois ou par lambeaux. Ce qui rend la guérison définitive de l'eczéma de la main si difficile, c'est que la suppression radicale des causes réelles de l'affection est rarement possible, et que, d'autre part, la profession du patient l'oblige à reprendre son travail avant son entier rétablissement.

La jambe aussi est fréquemment le siège de l'eczéma; les troubles de circulation causés par les varices, favorisent surtout cette localisation. L'eczéma de cette région est presque toujours chronique et squameux, en partie aussi suintant. Il détermine parfois, surtout quand il se complique d'ulcères, une infiltration profonde qui peut aller jusqu'à l'éléphantiasis.

L'eczéma se rencontre fréquemment aux régions génitales, au niveau des surfaces en contact. Il y est provoqué par la décomposition de la sueur, très abondante en ces régions, surtout chez les personnes obèses, ainsi que par le frottement mécanique ; mais il peut également se montrer ailleurs, par exemple au mont de Vénus, où il a pour origine tantôt la présence des pédiculi, tantôt l'irritation occasionnée par les pommades employées dans le but de les détruire. L'eczéma génital est souvent aussi sous la dépendance du diabète (décomposition de l'urine contenant du sucre). Cet eczéma est très rebelle ; il est tantôt suintant, tantôt squameux, tantôt croûteux; il s'accompagne d'un prurit intense, et s'étend souvent jusqu'à l'anus. Dans cette dernière région l'eczéma peut se produire aussi spontanément, ou être le résultat du grattage, en cas de prurit anal. L'eczéma suintant intertrigineux ou érythémateux, qui se montre en d'autres régions où deux surfaces cutanées sont en contact l'une avec l'autre — région sous-mammaire, région ombilicale, pli génito-crural, etc. — est très chronique. Chez les enfants, cet eczéma intertrigineux produit secondairement des excoriations profondes d'apparence ecthymateuse; comme l'eczéma lui-même, ces excoriations sont rebelles, à cause de la difficulté qu'il y a à éviter le contact de l'urine ou des fèces.

Les eczémas dits mycotiques demandent une description spéciale. Ils sont presque toujours caractérisés par une délimitation bien nette, que les champignons pathogènes se soient developpés sur une surface préalablement ecz-

Fig. 114. — Moulage de la clinique de Fribourg (Johnsen).

mateuse ou que l'eczéma se soit développé sur une plaque préalablement mycotique. L'action de ces parasites n'est pas encore rigoureusement démontrée. Nous citerons ici, avant tout, l'*eczéma folliculaire* dans lequel on trouve de petites papules d'un jaune rougeâtre, localisées au niveau des follicules, disposées par groupes ou formant par leur confluence de larges nappes eczémateuses (fig. 114).

L'*eczéma séborrhéique du sternum* (lichen circonscrit de Willan, érythème flanellaire, eczéma psoriasiforme) est très probablement aussi d'origine mycotique[1]. Il est caractérisé par une plaque jaune rougeâtre, nettement polycyclique, présentant sur les bords des squames grasses, jaunâtres et fortement adhérentes.

On rencontre presque toujours dans son voisinage, ainsi que sur le dos, entre les omoplates, quelques foyers folliculaires plus petits (fig. 122). On a voulu récemment rattacher cette variété au psoriasis; mais cette assimilation ne nous paraît pas justifiée.

Parmi les eczémas d'origine mycotique, il faut ranger également l'eczéma séborrhéique de Unna qui peut être rattaché à une séborrhée concomitante du cuir chevelu, mais peut aussi exister sans cette séborrhée. Des foyers se répandent du cuir chevelu sur le cou et le reste du corps, sous forme de plaques arrondies, squameuses et sèches, dont le centre montre une tendance à guérir, pendant qu'elles s'étendent à la périphérie d'une façon serpigineuse. Ils sont accompagnés de symptômes subjectifs légers, présentent une coloration jaunâtre, et parfois aussi sont couverts de squames grasses. Sous l'influence d'une irritation locale, par exemple par la transpiration ou le grattage, ces foyers peuvent s'eczématiser et suinter. Le siège principal de cet affection est le cuir chevelu et les régions voisines (fig, 121), le cou, la région sternale, les aisselles, le nombril, et le voisinage des organes génitaux. Cependant, on rencontre des foyers isolés en d'autres régions de la surface cutanée. Dans certains cas, cette affection qui, d'après Unna, est très fréquente et polymorphe, présente une grande ressemblance avec le psoriasis[2].

Le *diagnostic* n'offre, en général, aucune difficulté. On sera guidé par le polymorphisme des manifestations, le suintement et l'absence de cicatrices

Fig. 121. — Moulage de la clinique du professeur Neisser, à Breslau (Kröner).
Fig. 122. — Moulage de la clinique de Fribourg (Johnsen).

---

[1] Rien ne le prouve (Gaucher).

[2] Je répète que rien n'est moins prouvé que la nature parasitaire de l'eczéma séborrhéique (Gaucher).

après guérison. Le prurit est la règle dans l'eczéma typique. L'eczéma aigu du visage n'est pas toujours facile à distinguer de l'érysipèle ; cependant l'intensité de la fièvre, la délimitation nette et les prolongements dentelés de la lésion cutanée ainsi que la douleur, feront reconnaître l'érysipèle. Le psoriasis n'est jamais suintant, et l'efflorescence primaire typique qui le constitue, ainsi que le phénomène du grattage sont caractéristiques de cette dermatose. Cependant, il peut se compliquer d'eczéma. A son premier stade, le pityriasis rosé présente parfois quelque ressemblance avec l'eczéma, mais son évolution le fera aisément diagnostiquer. On confond fréquemment le lichen ruber plan avec l'eczéma, notamment lorsque l'affection siège aux membres inférieurs. On reconnaîtra presque toujours le lichen à sa coloration particulière, — surtout vers les bords de l'éruption, — à la présence d'éléments primaires isolés, et à l'absence constante de suintement. Il faut noter que beaucoup de dermatoses, comme la gale, la pédiculose, le psoriasis, se compliquent d'eczéma secondaire, et que, seul, un examen minutieux permet de reconnaître parfois des lésions de grattage ou des papules de prurigo. La syphilis ne provoque presque jamais de démangeaisons ; l'infiltration qu'elle détermine est plus intense ; la coloration rouge jambon ou vin de bourgogne de ses manifestations cutanées est typique. Il importe surtout de tenir compte de ces particularités, quand on veut établir le diagnostic différentiel des syphilides papulo-squameuses de la paume de la main et de la plante du pied, avec l'eczéma kératosique de ces mêmes régions. Ce ne sera parfois que le succès ou l'insuccès du traitement spécifique qui tranchera la difficulté. Dans le stade prémycotique du mycosis fongoïde, l'infiltration est plus profonde. Les efflorescences de l'impétigo contagieux se montrent sur une peau normale ou légèrement rosée, leur délimitation est plus nette, et leur guérison s'obtient plus facilement que celle de l'eczéma impétigineux.

Le *pronostic* de l'eczéma est favorable dans les cas aigus ; il sera réservé dans les cas chroniques dont la guérison est difficile.

Traitement. Il faut tout d'abord, s'il y a lieu, s'occuper des troubles que peuvent présenter l'état général ou la nutrition (anémie, chlorose, diabète, etc.). On règlera l'alimentation et surtout les garde-robes. En dehors de ces indications, les remèdes internes ont peu d'action sur l'eczéma. Les essais avec l'arsenic, fréquemment répétés, n'ont pas donné de résultat certain. Il en est de même de l'ichthyol. Par contre, l'antipyrine, la phénacétine, le pyramidon, diminuent l'intensité du prurit ; les soporifiques procurent du repos au malade. Ces remèdes contribuent ainsi indirectement à la guérison de l'eczéma.

Le *traitement externe* de l'eczéma aura pour objectif en premier lieu d'écarter les causes déterminantes et de mettre à l'abri de toute espèce d'irritation, ensuite, à calmer la peau, à prévenir le grattage par des pansements appropriés, et enfin à empêcher la stagnation des sécrétions. Dans les cas récents, on évitera les remèdes irritants ; on y aura recours, au contraire, quand il s'agira d'avoir raison d'une infiltration chronique, en graduant toutefois l'irritation selon l'effet que l'on veut produire.

Dans les cas d'eczéma érythémateux et papuleux, on combattra avantageusement le prurit par des lotions à l'alcool, additionnées, s'il y a lieu, d'acide salicylique (1 à 2 p. 100), de menthol (2 à 4 p. 100), de thymol (1 à 4 p. 100), et, pour éviter une sécheresse trop grande de la peau, de glycérine, jusqu'à 10 p. 100, ou d'huile de ricin jusqu'à 4 p. 100. On emploiera ensuite la poudre d'amidon, le talc, le kaolin, la terre siliceuse, etc. On se montrera réservé, à ce stade, dans l'emploi des bains et des lavages au savon qui provoquent souvent une forte irritation.

Les mêmes moyens seront appliqués avec succès dans la forme vésiculeuse, aussi longtemps que la paroi des vésicules reste intacte ; mais, dans les cas où l'inflammation est intense, ainsi qu'au stade de pustulation, on se servira avec avantage de pansements ou d'enveloppements à l'acétate d'alumine à 1 p. 100, à l'eau de Goulard, à l'acide borique (2 à 3 p. 100) ; à la résorcine (1 à 2 p. 100) ; à l'acide picrique (1 à 2 p. 100). On prescrira également des bains locaux ou généraux additionnés de substances médicamenteuses, par exemple d'acide borique, 200 gr. — de permanganate de potasse, 20 à 30 gr. — de borax, 100 gr. etc. Après les lotions ou les bains, on procèdera à un badigeonnage avec une solution alcoolisée, suivie d'une application de poudre.

S'il y a suintement, il faudra veiller avant tout à ce que la sécrétion ne stagne pas sur la peau et ne subisse pas de décomposition. A cet effet, les enveloppements humides cités plus haut rendront des services ; on pourra y ajouter des enveloppements avec une solution de nitrate d'argent de 1/4 à 1/2 p. 100, que l'on fera précéder, dans certains cas, d'un badigeonnage avec la solution à 5 p. 100. Les badigeonnages avec des préparations desséchantes qui laissent sur la peau un dépôt très absorbant, par exemple, un mélange à parties égales d'oxyde de zinc, de talc, de glycérine et d'eau avec ou sans addition d'acide tannique à 3 p. 100, ou de tuménol de 5 à 10 p. 100 ; ou encore un mélange d'oxyde de zinc, d'amidon, de glycérine ãã 20, eau distillée 100, avec addition de résorcine, d'acide tannique ou d'agents analogues. Dans ce stade, on emploie aussi, utilement, les pâtes, parmi lesquelles la pâte de

Lassar, qui est la plus ancienne : oxyde de zinc, amidon, ââ 25, vaseline jaune 50 ; ou oxyde de zinc, amidon, lanoline, vaseline ââ 25. On peut l'étendre directement sur la peau ou l'appliquer au moyen d'un linge préalablement enduit. Les pâtes absorbent rapidement les sécrétions et n'ont pour ainsi dire aucune action irritante. Nous ferons remarquer ici que toutes les préparations dermato-thérapeutiques doivent être préparées avec le plus grand soin ; leur efficacité dépend, d'une part, de leur préparation, et d'autre part, de la façon dont elles sont appliquées. Leur application devrait toujours être surveillée par le médecin.

Les pommades à la caséine, avec ou sans addition d'autres substances, le gélanthe (Unna), et d'autres remèdes, agissent de même.

S'il s'est formé des croûtes épaisses, il faudra, avant de commencer réellement le traitement, les détacher à l'aide de pansements, avec de l'huile ou de l'onguent diachylon, avec la pommade au bismuth, avec l'onguent de Wilson. Il est à remarquer toutefois que la réaction pour un remède déterminé varie d'un malade à l'autre : c'est ainsi que dans un cas, les corps gras ne seront pas du tout tolérés, dans un autre, ce seront les enveloppements humides, les pâtes, ou d'autres topiques semblables. Bref, pour chaque cas particulier, le médecin devra contrôler non seulement l'application du traitement, mais aussi son action [1]. Dans le stade terminal de l'eczéma aigu ainsi que dans l'eczéma chronique suintant, il faudra chercher à faire disparaître les reliquats de l'inflammation, au moyen de topiques irritants. Parmi ceux-ci, nous citerons en première ligne le goudron, que l'on incorpore à des pommades ou à des pâtes, en graduant prudemment leur concentration et que l'on emploie aussi sous forme de bains de goudron, de badigeonnages à la teinture de goudron, d'huile de goudron ou de goudron pur. La liqueur détergente au coaltar est moins irritante que le goudron ordinaire, et, comme lui, soulage le prurit. Les emplâtres au goudron, — par exemple, l'emplâtre de savon salicylé, — constituent une autre forme très commode et très propre d'emploi du goudron. Lorsqu'on voudra obtenir avec le goudron, une action énergique, on pourra se servir d'un mélange de goudron, de savon vert et de soufre (onguent de Wilkinson) qui trouve également son indication dans le stade terminal de l'eczéma. Il est bon de recommander, dans toute application du goudron, de ne traiter d'abord qu'une petite région, et d'en surveiller l'effet.

[1] Toute cette pharmacopée compliquée est, le plus souvent, plus nuisible qu'utile. Le meilleur traitement de l'eczéma aigu, suintant et croûteux est, comme je l'enseigne depuis dix ans, l'enveloppement humide continu avec des compresses de gaze stérilisée, imbibées d'eau bouillie (Gaucher).

Lorsque la peau est plus profondément infiltrée, on emploiera, avec chance de succès, la chrysarobine, jusqu'à production d'une légère dermatite; le pyrogallol et le lénigallol — ce dernier, associé à la pâte à l'oxyde de zinc, — seront également prescrits avec avantage contre l'eczéma chronique. Les bains ou les badigeonnages de lessive de potasse, ainsi que les applications de savon vert, grâce à la réaction intense qu'ils provoquent, amènent fréquemment la guérison d'eczémas très rebelles. S'il se produit une inflammation trop forte, ou une recrudescence, on interrompra immédiatement l'application de ces moyens intensifs, jusqu'à ce que des pâtes ou des pommades indifférentes aient calmé l'irritation [1].

On variera la thérapeutique, d'après le siège de l'eczéma, de manière à préparer le terrain au traitement ordinaire. C'est ainsi par exemple, que dans l'eczéma croûteux du cuir chevelu, les croûtes seront détachées au moyen d'un bonnet imbibé d'huile; les masses cornées de la paume de la main et de la plante du pied, seront enlevées au moyen d'emplâtres macérants; dans l'eczéma orbiculaire de la bouche on commencera par l'application d'un emplâtre de savon salicylé bien adhésif. Il ne suffit pas de guérir les eczémas intertrigineux par des pansements parfaits, il faut aussi, la guérison obtenue, que la région soit entretenue dans un état de propreté absolue.

Dans les eczémas séborrhéiques, après avoir débarrassé la peau de ses squames, par les méthodes de macération ordinaires, on se servira des pommades au soufre, ou au soufre et à la résorcine, ou à l'ichthyol, ou à la chrysarobine, dont on alternera l'application avec des lavages au savon à la résorcine, ou des lotions avec une solution alcoolique de la même substance.

---

[1] Le meilleur traitement de l'eczéma chronique est l'application de pommades à l'huile de cade pure de genèvrier (Gaucher).

ECTHYMA GANGRÉNEUX

Planche LXVIII, fig. 123.

Chez les enfants cachectiques, on voit se développer, dans les premières années de la vie, des papules disséminées qui se transforment en ulcérations découpées, pour ainsi dire, à l'emporte-pièce, à bords très nets, à fond nécrotique, et pouvant atteindre, par extension périphérique ou par confluence, des dimensions considérables. Elles siègent le plus souvent à la région fessière, mais il n'est pas rare de les rencontrer à la région abdominale (fig. 123). L'affection constitutionnelle dont ces enfants sont atteints, entraîne habituellement la mort ; celle-ci peut aussi être due à une infection septique provenant des ulcérations.

Étiologiquement, cette maladie est attribuée à une infection de cause extrinsèque ; on a trouvé dans certains cas le bacille pyocyanique (souillure, par exemple, par l'urine ou les fèces).

Le *diagnostic* est facile : la netteté des bords de l'ulcération et la cachexie feront aisément reconnaître l'affection.

Le *pronostic* est généralement défavorable.

Le *traitement* consistera tout d'abord à supprimer les causes réelles de l'affection. Les pansements antiseptiques, les bains de sublimé, l'application de poudre de dermatol ou d'iodoforme peuvent donner des succès, mais ces succès sont, le plus souvent, temporaires.

Fig. 123. — Moulage de la clinique du professeur Kaposi, à Vienne (Dr Henning).

IMPÉTIGO CONTAGIEUX

SYNON. : Impétigo.

PLANCHE LXIX, fig. 124.

L'impétigo contagieux[1] apparaît d'ordinaire chez les enfants, quelquefois chez les adultes ; on le rencontre aux régions découvertes, sous forme de bulles superficielles, de dimensions variables, dont le contenu s'altère rapidement, se dessèche, et forme des croûtes transparentes d'un jaune clair, sur les bords desquels on retrouve souvent encore des vestiges de vésicules (fig. 124). Les symptômes inflammatoires sont insignifiants ; quant aux symptômes généraux, ils manquent le plus souvent. L'avulsion des croûtes met à nu la couche basale du réseau de Malpighi ; il n'y a pas de perte de substance profonde, mais il arrive que l'on constate une légère prolifération des papilles. Le contenu des bulles étant très contagieux, de nouvelles poussées se produisent par auto-inoculation, et l'affection se prolonge parfois ainsi pendant plusieurs semaines. Les efflorescences guérissent sans laisser de cicatrice, mais on trouve à leur place une macule rosée qui devient pigmentée. Il est à noter que les symptômes subjectifs, le prurit entre autres, font complètement défaut. Par contre, le gonflement des ganglions voisins est fréquent. L'affection se présente généralement d'une manière endémique et prend souvent une grande extension.

L'*étiologie* de l'impétigo contagieux est considérée comme bactérienne ; les streptocoques en sont vraisemblablement les agents pathogènes. Chez un grand nombre de malades atteints d'impétigo contagieux, on rencontre des poux de tête. Aussi, certains auteurs vont-ils jusqu'à attribuer l'impétigo à ces parasites. La contagion ne se produisant que par inoculation du contenu des

Fig. 124. — Moulage de la clinique de Fribourg (Johnsen).

[1] Tout impétigo est contagieux. La nature contagieuse de l'impétigo a été démontrée cliniquement par Devergie, bien avant la découverte des microbes (Gaucher).

pustules, il n'est pas nécessaire de constater la présence de pédiculi, alors que l'impétigo est dû d'une manière indubitable à ces parasites.

Diagnostic. Le début rapide, le caractère nettement circonscrit des efflorescences, la coloration jaune des croûtes, l'absence de prurit, ainsi que la localisation, feront facilement reconnaître l'affection.

Le *pronostic* est favorable.

Traitement. On commencera par ramollir les croûtes au moyen d'huile ou de corps gras, après quoi on appliquera des pommades ou des mixtures soufrées, avec addition éventuelle de cinabre de 1 à 5 p. 100. Ces moyens assurent généralement une prompte guérison. Il y a avantage à désinfecter le pourtour des régions atteintes, au moyen de solutions alcoolisées de thymol de 1/4 à 1/2 p. 100, ou de sublimé à 1/2 p. 100, de manière à éviter la propagation [1].

---

[1] Des compresses imbibées d'eau boriquée, pour faire tomber les croûtes, et l'application de vaseline boriquée constituent le meilleur traitement de l'impétigo (Gaucher).

GALE

Planche LXIX, fig. 125. — Planche LXX.

Lorsqu'une femelle fécondée d'acare (acarus scabiei, sarcoptes hominis) arrive sur la peau, elle se creuse entre la couche cornée et la couche de Malpighi, un sillon pour s'y nourrir et y déposer ses œufs. Tandis qu'à l'entrée de ce sillon, l'épiderme est légèrement soulevé et comme fouillé, à l'autre extrémité, l'acarus apparaît sous forme d'un petit point blanchâtre mesurant environ 2/10 à 3/10 de millimètre. Ces sillons sont surtout reconnaissables aux régions interdigitales, de la main, du poignet, et aussi chez l'enfant, à la paume de la main, à la plante du pied (fig. 125), ainsi qu'à la verge, où l'on trouve des stries blanchâtres, en zigzags, dans lesquelles on distingue souvent par transparence de petits points noirs constitués par des impuretés, ou par les fèces de l'acare. On rencontre souvent au niveau des régions atteintes, de petites papules dont le sommet porte une croûtelle sanguinolente ; dans d'autres cas, il se forme des pustules dans la voûte desquelles passe le sillon. On ne trouve les mâles que dans de petites excavations creusées dans les couches superficielles de l'épiderme. Tous les autres symptômes de la gale sont des symptômes secondaires : ils sont causés par le prurit intense que provoque l'acare en creusant son sillon. Tantôt les lésions dépendent directement du grattage : excoriations, égratignures, eczéma ; tantôt de la pénétration des agents pyogènes dans les lésions épithéliales : pustules, fréquentes surtout chez les enfants, nodosités acnéiformes (fig. 126), furoncles. Dans les cas anciens, on rencontre une pigmentation foncée de la peau, due au grattage et analogue à celle que l'on observe dans la pédiculose. Sous l'influence de causes particulières dont la nature n'a pas encore pu être nettement éclaircie, la gale peut prendre un caractère extraordinairement sévère; la peau présente

Fig. 125. — Moulage de la clinique du professeur Neisser à Breslau (Kröner). Sillons très nombreux chez un garçon de 8 ans.

Fig. 126. — Moulage de la clinique de Fribourg (Johnsen).

alors une infiltration dure, se recouvre de croûtes épaisses et les acares se présentent en nombre très considérable (gale norvégienne).

Les lésions que nous venons de mentionner peuvent affecter le corps entier, à l'exception du visage ; elles se montrent de préférence aux creux axillaires, aux seins, à la ceinture, au nombril ainsi qu'à la verge, sur laquelle on trouve des infiltrats linéaires très typiques recouverts d'une croûte due au grattage (fig. 127). Elles se montrent également aux régions qui sont en contact direct avec les vêtements, ou qui sont soumises à une pression régulière résultant de la profession du malade, par exemple : la région fessière chez les tailleurs et les cordonniers.

Bien que la gale n'ait aucune influence directe sur la santé générale, le prurit très violent qu'elle provoque et qui s'exaspère surtout le soir, par la chaleur du lit, peut exercer une action fâcheuse sur l'état de la nutrition. Elle se complique rarement d'érysipèle et de phlegmon.

La transmission de la gale se fait presque toujours directement par le transport d'une personne à une autre, soit d'une femelle d'acare fécondée, soit d'un couple d'acares, et elle trouve, en règle générale, dans le lit commun, les conditions les meilleures pour se réaliser. Aussi est-elle surtout fréquente chez les ouvriers nomades, les apprentis, les manœuvres et les prostituées.

Diagnostic. Le signe pathognomonique par excellence de la gale, est la démonstration de la présence de l'acare : extirpation d'un sillon suivi de l'examen microscopique ou extraction d'un acare. La localisation des lésions de grattage aux régions sus-mentionnées, ainsi que l'existence d'une infiltration linéaire sur le pénis suffisent, dans beaucoup de cas, à établir le diagnostic, sans qu'il soit nécessaire pour cela de démontrer la présence de l'acare ou des sillons. Pour ce qui est du *diagnostic différentiel,* on évitera la confusion avec d'autres affections prurigineuses, telles que la pédiculose, le prurigo ou l'urticaire qui seront facilement reconnus à leur localisation ainsi qu'à leurs lésions primaires différentes de celles de la gale.

Le *pronostic* est tout à fait favorable, la guérison de la gale pouvant être obtenue avec certitude en un temps très court.

Le *traitement* a pour objet la destruction de l'acare. A cet effet, on a recours aux balsamiques (baume du Pérou, styrax) purs ou étendus d'alcool ; au savon à la nicotine et à la pommade de Wilkinson, dont l'usage sera prolongé pendant plusieurs jours consécutifs. On emploie fréquemment la pommade de

Fig. 127. — Moulage de la clinique de Fribourg (Johnsen).

Kaposi, au naphtol B, à 10 p. 100, additionnée de savon vert, dont quelques applications suffisent à guérir la gale sûrement ; cependant, on ne s'en servira qu'avec circonspection, à cause de l'action irritante et toxique que le naphtol peut exercer sur le rein. On pourra substituer à cette pommade une autre préparation au naphtol, l'épicarine, qui a l'avantage de n'être pas toxique.

Citons encore la cure rapide au moyen de la solution de Vleminkx, qui est très irritante, et qu'il faut se garder d'appliquer sur une peau très enflammée, et enfin l'usage d'une pommade soufrée très forte, qui peut renfermer jusqu'à 30 p. 100 de soufre. Le meilleur procédé consiste à frictionner d'abord le malade avec la préparation que l'on aura choisie et à ne lui permettre le bain qu'après quelques jours [1].

Il n'est pas rare de voir de vives démangeaisons persister, malgré la guérison de la gale ; on les combattra par l'application d'une solution alcoolisée de goudron ou d'une pâte au goudron. L'eczéma post-scabiétique sera traité comme un eczéma ordinaire.

[1] Le meilleur traitement de la gale est celui qui est employé journellement à l'hôpital Saint-Louis : friction avec le savon noir et application de la pommade de Hardy, au soufre et au carbonate de potasse (Gaucher).

MÉLANODERMIE DUE AUX POUX DES VÊTEMENTS

PLANCHE LXXI, fig. 128.

Les poux des vêtements provoquent un prurit extraordinairement intense. Le grattage qui en résulte produit sur la peau des raies caractéristiques accompagnées d'excoriations qui correspondent aux places le plus fortement entamées par les ongles. Après guérison, ces excoriations laissent des traces cicatricielles pigmentaires.

Lorsqu'un sujet a été atteint à plusieurs reprises de pédiculose, il arrive que les taches pigmentaires se réunissent et forment de vraies nappes qui, par leur coloration très foncée, en imposent pour une maladie d'Addison ; mais on reconnaîtra facilement la mélanodermie à ses taches cicatricielles blanches tranchant sur la zone pigmentée qui les entoure (fig. 128).

Le *diagnostic* ne présente pas de difficulté. Les traces de grattage sont caractéristiques, ainsi que leur localisation à la nuque, à la ceinture, aux fesses. La démonstration de l'existence des poux confirmera le diagnostic.

Le *traitement* doit, avant tout, se proposer la destruction des parasites. Dans ce but, il suffit de faire changer de linge au malade. La pigmentation s'efface très lentement ; dans les cas intenses elle ne disparaît jamais complètement.

Fig. 128. — Moulage de la clinique du professeur Neisser, à Breslau (Kröner).

TACHES BLEUES

Planche LXXI, fig. 129.

Les poux du pubis (morpions), que l'on rencontre surtout chez l'adulte, au mont de Vénus, d'où ils se répandent sur les cuisses, sur la poitrine, aux aisselles, voire même à la barbe, très rarement — chez l'enfant — sur le cuir chevelu, occasionnent un prurit qui est loin d'être aussi intense que celui de la phthiriase. Cependant ce prurit, dans certaines conditions, peut devenir insupportable, principalement par la chaleur du lit. Les taches d'un bleu pâle ou violacé que l'on observe dans cette pédiculose, sur l'abdomen (fig. 129), sur les régions latérales du thorax et aux cuisses sont particulièrement intéressantes à signaler; elles sont dues à une substance colorante propre aux morpions. Bien qu'elles ne provoquent aucun symptôme subjectif, elles acquièrent une certaine importance de ce fait qu'elles pourraient amener une confusion avec la roséole syphilitique ou typhique.

Le *diagnostic* est très facile. Il repose sur la coloration particulière des taches, l'absence d'infiltration à leur niveau, l'existence de morpions et celle, presque constante, de traces de grattage.

Le *traitement* a pour objet la destruction des parasites. A cet effet, on emploie : la glycérine au sublimé de 1/4 à 1/2 p. 100, ou bien une pommade au naphtol de 2 à 3 p. 100. On fera bien de se défier de l'onguent gris, malgré son usage si répandu, car il donne lieu facilement dans la région du mont de Vénus, à une dermatite intense qui de là peut se propager à la surface cutanée tout entière. Les taches bleues ne tardent pas à disparaître spontanément.

Fig. 129. — Moulage de la clinique du professeur Lesser, à Berlin (Kasten).

ALOPÉCIE EN AIRES

SYNON. : Pelade.

PLANCHE LXXII, fig. 130.

On observe assez souvent sur le cuir chevelu, ainsi qu'aux régions velues de la face et du tronc, une alopécie en forme de disques au niveau desquels la peau reste tout à fait intacte : alopécie en aires ou area Celsi (fig. 130). Cette affection ne s'accompagne guère de troubles subjectifs. Dans le voisinage des plaques alopéciques les poils sont ébranlés dans leurs follicules et l'on rencontre, par-ci par-là, des tronçons isolés de poils brisés. Après un temps plus ou moins long on voit réapparaître sur les plaques dépilées des cheveux minces et décolorés dont la repousse précède habituellement la restitution ad integrum. Dans la forme que nous venons de décrire, la réparation après quelques semaines ou quelques mois est la règle ; mais dans l'alopécie généralisée qui amène la chute de tous les poils du corps y compris les poils follets, le pronostic est beaucoup plus défavorable. Nous devons ajouter cependant, que des cas de guérison ont été observés même après dix-huit ans. Il est douteux que l'Ophiasis, décrite par Sabouraud, — alopécie débutant par la nuque chez l'enfant au-dessous de douze ans —, doive être considérée comme une maladie spéciale.

L'*étiologie* n'est pas encore établie d'une manière certaine ; toutefois l'observation de quelques épidémies et de cas non douteux de contagion plaide en faveur d'une origine infectieuse[1]. Le caractère pathogène des bacilles que l'on a

Fig. 130. — Photographie de la clinique de Fribourg.

[1] La contagion de la pelade n'est pas constante ; elle n'est même pas très fréquente, mais elle est certaine. C'est faute d'une expérience suffisante que quelques-uns ne l'ont pas observée ; je l'avais niée moi-même jadis, avant d'être suffisamment informé. En réalité, la pelade est très vraisemblablement une affection microbienne, dont le parasite agit surtout par ses toxines. La maladie n'est sans doute contagieuse que pendant sa phase microbienne et la contagion ne s'exerce qu'à la faveur d'une prédisposition spéciale, qu'on trouve toujours dans une déséquilibration permanente ou momentanée du système nerveux. L'origine toxinique de la pelade explique la longue durée de la maladie et ses récidives si fréquentes, à longue échéance. De plus, elle permet de rapprocher l'alopécie en aires des autres alopécies infectieuses, notamment de l'alopécie en clairières de la syphilis secondaire et de l'alopécie des folliculites décalvantes (Gaucher).

découverts dans les cocons extraits par pression des follicules pileux (principalement la variété infectieuse des bacilles de la séborrhée) n'est pas démontré. D'autres observateurs rattachent cette affection à une origine nerveuse.

Le *diagnostic* ne présente aucune difficulté. Il repose sur le début aigu de l'affection, l'absence d'altération de la peau au niveau des plaques dépilées, et la forme circulaire de celles-ci .

Le *pronostic* est presque toujours favorable quand l'alopécie est circonscrite; il est douteux dans la forme généralisée. Pour prévenir la propagation de l'alopécie en aires, on fera bien d'isoler les sujets atteints et d'interdire l'usage commun des brosses et des peignes.

Il n'y a pas de traitement spécifique de cette affection, et il est bien difficile de porter un jugement ferme sur l'efficacité des remèdes en usage, attendu que la tendance spontanée à la guérison est la règle. On a recours d'ordinaire aux remèdes bactéricides et à ceux qui provoquent une congestion intense de la peau. Avant d'employer ces moyens, il est indiqué de raser les cheveux autour des plaques en empiétant d'un centimètre sur les régions saines. Après cela on fait des frictions avec une pommade au naphtol ou à la chrysarobine, jusqu'à irritation de la peau; des lotions avec l'alcool au sublimé, des attouchements très légers avec l'acide phénique liquide; ou bien encore des frictions avec une pommade au soufre, avec une pommade au goudron ou avec l'huile de croton; des badigeonnages à la teinture de goudron ou à la teinture de cantharides; des applications d'emplâtres de cantharides ; on peut essayer aussi la faradisation, etc. Un moyen fréquemment employé, c'est la « cure capillaire » de Lassar: friction avec le goudron ou avec le savon au soufre et au goudron, rinçage, lotion avec une solution aqueuse de glycérine au sublimé, friction avec une préparation d'alcool naphtolé à 1/2 p. 100, puis onction avec de l'huile. La photothérapie de Finsen a donné, d'après certains observateurs, de bons résultats.

SYPHILIS

PLANCHE LXXI, fig. 131. — PLANCHE LXXXV.

La syphilis a fait sa première apparition en 1493, au siège de Naples, sous la forme d'une épidémie; elle a été probablement importée d'Amérique. C'est une maladie infectieuse, chronique, qui se transmet par voie directe ou indirecte et dont l'évolution comporte une période de plusieurs années. Dans la plupart des cas, elle confère à celui qu'elle atteint une immunité qui dure toute la vie.

L'agent pathogène de la syphilis n'est pas connu d'une manière certaine. Il est possible que les divers « bacilles de la syphilis » décrits jusqu'ici soient la cause réelle de l'infection, mais les méthodes qui en devraient faire la preuve ne sont pas encore assez avancées pour être utilisées d'une manière réellement pratique. Dans la grande majorité des cas, la syphilis, qu'elle ait été contractée par le coït, ou d'une autre manière (syphilis des innocents) détermine, après une période d'incubation de huit à vingt jours, et à l'endroit même où le virus a été inoculé, des lésions caractéristiques qui constituent la *sclérose initiale ou accident primaire*[1]. Cependant, lorsque le virus est introduit directement dans le torrent circulatoire, l'infection générale peut avoir lieu sans sclérose initiale préalable (syphilis d'emblée). La lésion primaire est tantôt unique, tantôt multiple. Au début c'est une petite érosion, une petite papule, ou une vésicule qui n'a rien de bien caractéristique. Quelques semaines plus tard, elle a envahi les tissus de la peau et est devenue une nodosité plane d'un volume variable et d'une dureté cartilagineuse : sclérose initiale typique (fig. 132). D'après son siège anatomique, c'est-à-dire selon qu'elle intéresse le réseau vasculaire super-

Fig. 132 et 133. — Moulage de la clinique du professeur Lesser, à Berlin (Kolbow).

[1] L'accident primitif de la syphilis est plus connu sous le nom de *chancre syphilitique*. La durée de l'incubation indiquée ici est beaucoup trop courte ; elle est habituellement de trente jours et même davantage (en moyenne de trois à six semaines) (Gaucher).

ficiel ou le réseau vasculaire profond, l'induration est superficielle et papyracée, ou massive. La première s'observe le plus souvent au gland.

Au niveau de la sclérose initiale, la peau peut être normale, ou érodée, ou humide et brillante, comme vernissée ; enfin elle peut s'ulcérer ou se gangréner (chancre phagédénique) et l'ulcération s'étendre en surface et en profondeur. C'est surtout au prépuce (fig. 133) et sur le fourreau de la verge que l'on rencontre les ulcères qui ont une tendance à se développer en surface. Parmi les localisations extra-génitales, il faut citer en première ligne les lèvres (fig. 135), les doigts (fig. 136) et les amygdales ; mais toutes les régions du corps, jusqu'à la langue (fig. 134), peuvent être le siège de la lésion primaire. L'induration fait rarement défaut ; dans certains cas, le chancre est recouvert d'une croûte épaisse (fig. 135).

Si le virus du chancre mou et celui de la syphilis ont été inoculés simultanément, un ou plusieurs des chancres mous qui ont apparu tout d'abord s'indurent et prennent ultérieurement les caractères du chancre infectant (chancre mixte).

Par les vaisseaux lymphatiques, l'infection gagne les ganglions du voisinage, qui se tuméfient et s'indurent. L'adénopathie est discrète ou multiple. Dans ce dernier cas, il se forme de véritables chapelets de ganglions, le plus souvent indolents, qui sont surtout volumineux lorsque le chancre est extra-génital. Ces ganglions peuvent passer à suppuration, aussi bien lorsqu'ils accompagnent le chancre mixte que lorsqu'ils accompagnent le chancre infectant [1].

Avant l'apparition des accidents cutanés et muqueux, on trouve un engorgement des ganglions lymphatiques, notamment de ceux du cou, de la nuque, de l'aisselle et du coude. Les ganglions de ces régions sont ovoïdes ou cylindriques, indolents et succulents ; leur volume n'atteint jamais celui des ganglions de la région correspondante à la sclérose initiale. Lorsqu'aucun traitement n'est institué, le chancre peut durer longtemps : il finit cependant par disparaître sans laisser d'ordinaire de cicatrice, mais seulement une pigmentation temporaire.

Fig. 134. — Moulage de l'hôpital Saint-Louis, à Paris (Baretta). N° 1574, Quinkaud.
Fig. 135. — Moulage de la clinique du professeur Neisser, à Breslau (Kröner).
Fig. 136. — Moulage de la clinique du professeur Lesser, à Berlin (Kolbow).

[1] La suppuration des ganglions dans le chancre syphilitique n'existe que lorsque celui-ci est infecté secondairement ou quand il s'agit d'un chancre mixte (Gaucher).

Le *diagnostic du chancre spécifique* reposera sur la constatation de l'induration cartilagineuse, souvent aussi sur l'aspect vernissé de la lésion ; il sera confirmé par l'existence d'un engorgement des ganglions lymphatiques correspondants. Il ne faut pas perdre de vue toutefois, que des érosions, des chancres mous, soumis à un traitement intempestif (cautérisations avec le crayon au nitrate d'argent) peuvent s'indurer et en imposer absolument pour un chancre syphilitique. L'engorgement des ganglions du voisinage ne constitue pas non plus un signe certain ; d'autres causes peuvent le produire. La confrontation simplifie le diagnostic ; les commémoratifs le compliquent singulièrement, en raison du manque de sincérité des malades dont nous nous occupons ici.

Sept à douze semaines après l'infection, environ quatre à six semaines après l'apparition du chancre, c'est-à-dire à la fin de la période connue sous le nom de période de seconde incubation, les symptômes cutanés et muqueux apparaissent accompagnés de courbature, de céphalalgie, de fièvre, de manque d'appétit, de douleurs articulaires : c'est le début du stade dit stade secondaire de la syphilis.

Les syphilides cutanées qui constituent les manifestations principales de ce stade, présentent un certain nombre de signes caractéristiques dont les plus importants sont les suivants : infiltration indurée, faisant défaut seulement dans la variété maculeuse ; résorption sans prolifération du tissu conjonctif ; tendance à l'extension par la périphérie pendant que la guérison se fait au centre ; localisation aux faces de flexion des membres, à la paume de la main, à la plante du pied, ainsi qu'au pourtour des ouvertures naturelles ; coloration rouge brunâtre, ne disparaissant pas complètement à la pression ; tendance au groupement, absence de prurit.

Avec l'apparition du premier exanthème, d'ordinaire constitué par des syphilides maculeuses (*roséole syphilitique*), finissent le plus souvent les phénomènes prodromaux signalés plus haut. Cet exanthème est constitué par de nombreuses macules d'un rouge clair, de 1/4 à 1 centimètre de diamètre, au milieu desquelles il n'est pas rare de rencontrer des papules très planes. Il siège le plus souvent au tronc, sur la poitrine (fig. 137), sur le dos, sur les faces de flexion des membres, rarement au visage. L'administration du mercure provoque une tuméfaction érythémateuse des macules déjà formées, et en fait apparaître de nouvelles. Après quelques jours, d'autres fois après plusieurs semaines, l'exanthème disparaît sans desquamation.

Fig. 137. — Moulage de la clinique de Fribourg (Johnsen).

On observe parfois, plus ou moins longtemps après la disparition de ce premier exanthème, une seconde roséole : *roséole récidivante ou annulaire*[1] (fig. 138), qui est constituée par des anneaux rosés se formant autour des primitives et pouvant, en devenant confluents, devenir serpigineux.

Lorsque le tissu de granulation se développe d'une manière plus intense, il se forme des papules au lieu de macules : *syphilides papuleuses*, qui peuvent constituer le premier exanthème, mais que l'on rencontre plus souvent dans la roséole récidivante. Ce sont des papules brillantes d'un brun rouge, du volume d'une lentille (syphilides lenticulaires, fig. 139), à bords bien nets, discrètes ou disséminées sur toute la surface du corps. Leur siège de prédilection est : la lisière des cheveux (couronne de Vénus) ; le pourtour des ouvertures naturelles ; la face de flexion des membres, ainsi que la paume de la main et la plante du pied. Quand elles siègent au niveau de ces deux dernières régions, l'épiderme qui y est très épais s'exfolie à leur périphérie sous forme de cercles (fig. 142). Leur confluence donne naissance à de grandes plaques au centre desquelles la peau peut rester normale. Par leur extension périphérique qui se fait en même temps que la guérison de leur centre, ainsi que par leur groupement en cercles, ces papules produisent des efflorescences annulaires (syphilides annulaires ou circinées, fig. 141), qui ont la même localisation et qui, comme les papules ordinaires, sont souvent le siège d'une légère desquamation. A mesure que progresse la guérison qui s'accompagne d'un dépôt de pigment, cette desquamation s'accentue.

Lorsque les papules siègent sur des surfaces habituellement en contact, et surtout lorsqu'à l'irritation mécanique du frottement vient s'ajouter une cause chimique (décomposition des produits de sécrétion, sueur, flueurs, etc.), elles peuvent s'hypertrophier et former des plaques surélevées, d'ordinaire érosives, humides ou recouvertes d'un enduit pseudo-membraneux : *condylomes hypertrophiques* (fig. 143). Comme les papules de la paume de la main et de la plante du pied ainsi que les papules des commissures des lèvres si souvent compliquées de rhagades, les condylomes larges sont d'ordinaire des manifestations essentiellement récidivantes qui peuvent se repro-

Fig. 138. — Moulage de la clinique du professeur Neisser, à Breslau (Kröner).
Fig. 139. — Moulage de la clinique de Fribourg (Johnsen).
Fig. 140. — Moulage de la clinique du professeur Neisser, à Breslau (Kröner).
Fig. 141-142 et 143. — Moulage de la clinique du professeur Neisser, à Breslau (Kröner).

---

[1] La roséole de retour n'est pas toujours annulaire ; elle peut être simplement maculeuse, mais ses taches sont ordinairement plus larges que celles de la première roséole (Gaucher).

duire un grand nombre de fois au cours d'une syphilis. Ce sont elles qui sans doute, en raison du caractère éminemment virulent de leurs sécrétions, contagionnent le plus souvent. Il faut noter que le chancre syphilitique lui-même peut, sous l'influence d'une irritation locale, prendre l'aspect d'un condylome hypertrophique.

Les syphilides à *petites papules* se montrent assez longtemps après l'infection et rarement au début de la syphilis ; ce sont surtout des manifestations récidivantes que l'on observe chez les sujets cachectiques. Elles sont constituées par des papules lichénoïdes, le plus souvent localisées aux follicules, disposées en groupes ou en cercles et entremêlées de papules plus volumineuses (fig. 145). On trouve parfois ces mêmes syphilides à petites papules groupées autour des taches hyperchromiques qui persistent après la guérison de syphilides à grandes papules. Leur évolution éminemment chronique les fait souvent confondre avec le lichen des scrofuleux ou le lichen plan.

Les *syphilides pustuleuses* se rencontrent chez les sujets cachectiques, — principalement au front (fig. 144) et aux cuisses, — très souvent entremêlées de papules. Les pustules proprement dites sont toujours précédées d'une infiltration papuleuse.

Il arrive parfois qu'une éruption pustuleuse généralisée se montre au début de la syphilis, et que plus tard, au cours de son évolution on trouve ces mêmes syphilides pustuleuses disposées en groupes ; dans ce dernier cas, il n'est pas rare qu'elles prennent une disposition annulaire. D'après leurs dimensions, on les distingue en syphilides à grandes pustules et en syphilides à petites pustules. Le plus souvent, elles ne tardent pas à se dessécher et à se transformer en croûtes laissant, après leur chute, des papules qui présentent à leur centre une perte de substance plus ou moins considérable. Elles peuvent aussi se transformer en ulcérations plus profondes.

La guérison des syphilides maculeuses et papuleuses surtout chez la femme, peut laisser après elle, un vestige très caractéristique de la syphilis : la *leucodermie syphilitique*. On la rencontre d'ordinaire au cou, mais elle peut se montrer aussi en d'autres régions fortement pigmentées, sous forme de taches achromiques arrondies ou allongées, à bords peu marqués, entourées comme d'un réseau hyperchromique (fig. 146). Tous les traitements demeurent sans action sur ces manifestations qui persistent pendant des années pour disparaître

Fig. 144 et 146. — Moulage de la clinique du professeur Neisser, à Breslau (Kröner).
Fig. 145. — Moulage de la clinique du professeur Lesser, à Berlin (Kolbow).

ensuite spontanément. La leucodermie syphilitique constitue un signe indubitable de syphilis relativement récente[1].

On trouve sur le cuir chevelu ainsi qu'à la barbe, aux sourcils et aux cils, une forme d'alopécie (fig. 131) caractéristique de la syphilis, dans laquelle la chute des poils se fait en plaques arrondies qui ne sont pas toutefois complètement dépilées, ce qui donne au cuir chevelu un aspect particulier comme granité[2]. Les cheveux repoussent et presque toujours au bout de peu de temps.

Avec la roséole, des syphilides maculeuses, qui tout d'abord n'ont rien de bien typique, apparaissent sur la muqueuse de la bouche. Ce n'est que lorsqu'elles deviennent le siège d'une infiltration papuleuse, qu'elles prennent un aspect caractéristique par l'intensité de la coloration rouge de leurs bords, l'aspect opaque et l'épaississement de l'épithélium qui prend une teinte laiteuse, inégale et opalescente : *plaques opalines*. Ultérieurement, ces plaques peuvent guérir à leur centre, tandis qu'elles s'accroissent à la périphérie, ou bien la couche superficielle de la muqueuse se détruit pour faire place à une exulcération plane, à bords très nets, saignant facilement et recouverte d'une fausse membrane très adhérente, d'aspect diphtéroïde, ou gluante et facile à détacher. Ces plaques se localisent d'ordinaire aux amygdales, aux piliers du voile du palais, à la luette, aux lèvres (fig. 140), sur les bords de la langue, aux joues et à la voûte palatine, en des points qui sont principalement exposés à des lésions mécaniques[3]. Des ulcérations plus profondes peuvent se développer sur ces plaques, et laisser après leur guérison une cicatrice blanchâtre. On rencontre rarement les plaques opalines sur les conjonctives, ou sur la muqueuse nasale, mais assez souvent au contraire sur la muqueuse génitale de la femme et au rectum.

L'une ou l'autre forme des syphilides dites secondaires que nous venons de décrire, s'observent chez tout syphilitique, soit au début de l'infection, soit à titre de manifestations récidivantes, au cours des deux premières années de la syphilis. Exceptionnellement, dans la syphilis précoce, des accidents tertiaires peuvent survenir au cours des deux premières années; mais, après un certain temps, ils constituent les seules manifestations de la syphilis. Ils appa-

Fig. 131. — Photographie de la clinique de Fribourg.
Fig. 150 et 153. — Moulage de la clinique du professeur Neisser, à Breslau (Kröner).

[1] Il faut distinguer, à côté de ces leucodermies ou leuco-mélanodermies post-éruptives, une *syphilide pigmentaire primitive*, siégeant au cou, bien décrite par Hardy et par M. Fournier (Gaucher).

[2] C'est ce que M. Fournier a appelé l'alopécie en clairières (Gaucher).

[3] Ce sont les *plaques muqueuses* (Gaucher).

raissent parfois un temps illimité après le début de l'infection, surtout quand le traitement a été insuffisant ou nul, ou que la maladie a été méconnue.

Les principales manifestations tertiaires de la syphilis sont, tantôt les *syphilides tuberculeuses* qui apparaissent en groupes et s'étendent par la périphérie, tantôt les *syphilides gommeuses*. Celles-ci sont constituées par des nodosités dures siégeant dans la peau ou le tissu sous-cutané, nodosités qui augmentent graduellement de volume, prennent une coloration rouge ou livide et subissent une fonte à laquelle succède soit la résorption avec rétraction cicatricielle, soit l'ouverture avec évacuation de leur contenu épais et gluant. Les ulcérations ainsi formées paraissent comme découpées à l'emporte-pièce; leur fond est recouvert de débris nécrotiques ou d'une fausse membrane grise ou gris jaunâtre (fig. 151); elles s'étendent en surface et en profondeur à mesure que les gommes se développent et se nécrosent. Les gommes de la peau ne sont pas seules à produire ces ulcérations; celles-ci peuvent aussi se former aux dépens de gommes hypodermiques, osseuses, musculaires ou ganglionnaires qui se sont ouvertes à l'extérieur. La guérison spontanée de la gomme est très rare; quand elle se produit, elle est d'ordinaire tardive et laisse toujours après elle une cicatrice ou une rétraction cicatricielle.

A l'encontre des syphilides gommeuses, les syphilides tuberculeuses se présentent toujours en nombre et groupées ; elles sont formées par la réunion de papules intradermiques, dures, du volume d'une lentille ou d'un pois, et de coloration claire qui passe plus tard au brun ou au brun rougeâtre. Après un certain temps elles se résorbent, mais il n'est pas rare de voir apparaître de nouvelles papules dans leur voisinage. Par leur confluence et leur extension périphérique marchant parallèlement avec l'atrophie cicatricielle de leur centre, elles forment des figures serpigineuses : syphilides tuberculo-serpigineuses (fig. 149). Si ces papules, que l'on désigne aussi sous le nom de papules tertiaires, s'ulcèrent, l'ulcération se cicatrise au centre en même temps que les bords deviennent serpigineux, et elle affecte alors, volontiers, la forme d'un rein, forme qui est caractéristique de la syphilis : syphilide tuberculo-ulcéro-serpigineuse (fig. 153). Les localisations habituelles de ces manifestations sont le visage, le nez, le front ainsi que les jambes; dans cette dernière région, le processus se complique facilement d'éléphantiasis. Les syphilides tertiaires se rencontrent aussi à la paume de la main (fig. 150) où il est difficile de les distinguer des syphilides secondaires papulo-squameuses.

Les syphilides tardives de la bouche ont une grande tendance à l'ulcéra-

Fig. 152. — Moulage de l'hôpital Saint-Louis, à Paris (Baretta). N° 1451, Fournier.

tion; aussi y observe-t-on rarement la forme papuleuse. Des gommes ulcérées se montrent sur les lèvres, les joues et les gencives, et le plus souvent sur la langue. Celle-ci peut être le siège de gommes ulcérées souvent très étendues (fig. 152) aussi bien que de papules superficielles ou profondes ayant une tendance à l'ulcération, et présente même parfois une infiltration gommeuse diffuse. La localisation à la voûte palatine amène presque toujours la destruction et la perforation de l'os. Au pharynx, les ulcérations ont souvent une marche très rapide et peuvent passer inaperçues; elles déterminent la destruction des amygdales et de la luette ainsi que des perforations qui, grâce aux rétractions cicatricielles qu'elles laissent après leur guérison, mettent la région dans un état tel qu'il n'est souvent plus guère possible de s'y orienter. Quand elles siègent à l'entrée du larynx, les gommes ulcérées peuvent produire des sténoses cicatricielles considérables.

Bien que l'évolution de la syphilis soit aujourd'hui, d'une manière générale, plutôt bénigne, on voit cependant dans un certain nombre de cas, après un accident primaire, normal ou phagédénique, apparaître dès le début de l'infection, ou très hâtivement, — en même temps que des symptômes généraux, de la fièvre, de l'abattement et même de la cachexie, — des syphilides cutanées extraordinairement rebelles, montrant une tendance marquée à la destruction. Des pustules ou des papules nécrosées se transforment en ulcères superficiels recouverts de croûtes écailleuses (rupia syphilitique) qui laissent à nu, en se détachant, une ulcération souvent douloureuse. Dans leur voisinage, on rencontre des pustules et des papules nécrosées plus ou moins grandes qui peuvent aussi se montrer sur les muqueuses. La prolifération exagérée du tissu de granulation provoque la formation de végétations spéciales (syphilides frambœsiformes, fig. 148), que l'on rencontre également à la période tertiaire. Elles guérissent, dans la plupart des cas, après un laps de temps plus ou moins long. On ne connaît pas d'une manière certaine la cause de cette évolution atypique : les uns admettent que les sujets qui présentent cette forme de syphilis dite « syphilis maligne » n'ont jamais eu, dans leur ascendance ou du moins en remontant très haut, des parents syphilitiques, et n'ont pu ainsi acquérir une certaine immunité; d'autres croient à une infection mixte.

Le *diagnostic* de la syphilis se base en général sur la constatation des manifestations caractéristiques que nous venons de décrire, ainsi que sur

Fig. 149. — Moulage de la clinique de Fribourg (l'auteur).

Fig. 147 et 148. — Moulage de la clinique du professeur Neisser, à Breslau (Kröner).

l'examen de l'ensemble du tableau symptomatologique de la maladie. Ce n'est que dans la syphilis tardive, que les lésions tertiaires constituent les seules manifestations apparentes. En cas de doute, on tiendra compte, pour asseoir le diagnostic, du succès ou de l'insuccès du traitement. Il est rare que le diagnostic de la roséole présente quelque difficulté, si l'on procède à un examen général minutieux du malade ; il sera facilité par la constatation d'une exagération de l'exanthème sous l'influence du traitement mercuriel. Tandis que les syphilides lenticulaires, annulaires ou orbiculaires sont d'ordinaire faciles à reconnaître, le diagnostic des syphilides lichénoïdes est beaucoup plus difficile à raison de la ressemblance qu'elles présentent avec le lichen des scrofuleux et le lichen rouge. Dans le lichen des scrofuleux, l'infiltration est moindre ; quant aux papules du lichen plan, elles se distinguent des syphilides à petites papules par leur configuration et par le prurit. Pour différencier les syphilides papulo-squameuses de la paume de la main de l'eczéma et du psoriasis, il faut tenir compte surtout de l'infiltration et de la coloration des bords. On reconnaîtra à première vue la leucodermie et l'alopécie syphilitiques. Lorsqu'elles s'accompagnent d'une fièvre intense, les syphilides pustuleuses peuvent être confondues avec les pustules de la variole : la coexistence de papules lenticulaires typiques, ainsi que l'examen général (accident primaire, engorgement ganglionnaire, lésions des muqueuses) éclaireront le diagnostic. Les plus difficiles à reconnaître sont souvent les syphilides gommeuses et tuberculeuses, à cause de leur ressemblance notamment avec le lupus, l'acné et l'ulcus rodens : la prompte efficacité du traitement ioduré[1] permettra de faire le diagnostic.

Les syphilides muqueuses du début de la syphilis sont parfois difficiles à distinguer des aphtes, du pemphigus, de l'herpès ou de la leucoplasie ; on tiendra compte surtout de la délimitation nette des plaques opalines, de la coloration rouge et de l'inflammation de leurs bords, ainsi que de l'altération de l'épithélium et enfin de leur localisation. Il faudra toujours examiner attentivement toute la surface cutanée. Les syphilides gommeuses des muqueuses seront facilement reconnues par la netteté des bords de l'ulcération, par leur évolution relativement rapide, ainsi que par l'efficacité extraordinairement prompte du traitement spécifique.

Le *pronostic* de la syphilis peut être généralement considéré comme favorable, lorsque le traitement a été suffisant; il reste douteux si aucun traitement

[1] Et mercuriel (Gaucher).

n'a été institué et même, dans certains cas, si le malade a été traité, parce que des lésions gommeuses ou des accidents parasyphilitiques peuvent toujours se montrer tardivement.

Dans la *syphilis héréditaire*, la contagion du fœtus peut être le fait des deux géniteurs ou de l'un d'eux; la gravité des manifestations dépendra de l'ancienneté de la syphilis de ceux-ci, ainsi que du traitement préalable auquel ils auront été soumis. Dans les cas graves l'avortement se produit ou l'accouchement est prématuré, et l'enfant peut naître mort et décomposé. Néanmoins les mêmes parents qui ont mis au monde cet enfant pourront en avoir ultérieurement d'autres vivants et viables. La peau des enfants hérédo-syphilitiques présente un aspect cachectique particulier qui leur donne une apparence de petits vieillards. On observe chez eux la plupart des exanthèmes qui se montrent chez les adultes ; cependant le tableau symptomatologique est souvent modifié par la tendance qu'a la peau de l'enfant à la formation de pustules. Le pemphigus syphilitique est particulièrement caractéristique ; il est généralement accompagé de coryza et se localise à la paume de la main et à la plante du pied (fig. 154) ; on l'observe cependant aussi sur les autres régions du corps. Les bulles dont le contenu devient purulent ou hémorragique ne tardent pas à crever, et souvent elles se transforment en ulcérations. Il est à remarquer que l'exanthème papuleux a une tendance à s'étendre en surface, et qu'il donne, quand il siège au talon surtout, souvent aussi aux mains, aux fesses et au visage, une coloration particulière d'un brun rougeâtre. Des rhagades et des papules érosives se produisent aux commissures des lèvres et autour du nez, où elles laissent des cicatrices linéaires et radiées.

Le développement des enfants hérédo-syphilitiques est, en général, retardé ; on voit parfois se produire chez eux, à l'âge de la puberté, des manifestations tardives, comme chez l'adulte : syphilis héréditaire tardive ; la plus fréquente est celle qui atteint l'os nasal et produit l'ensellure typique du nez (fig. 155). Les auteurs ne sont pas d'accord sur le point de savoir s'il faut toujours attribuer à la syphilis chacune des manifestations de la « triade symptomatique de Hutchinson » : surdité labyrintique, kératite parenchymateuse et érosions en croissant des deux incisives médianes supérieures ; mais l'existence simultanée de ces trois signes, surtout quand elle coïncide avec la présence de cicatrices linéaires péribuccales et périnasales, est une preuve certaine de syphilis héréditaire (fig. 155).

Fig. 154 et 155. — Moulage de la clinique du professeur Lesser, à Berlin (Kolbow).

Pour établir le *diagnostic* de la syphilis héréditaire, on tiendra compte des exanthèmes, du coryza, et de l'aspect vieillot. Le résultat du traitement confirmera le diagnostic. Dans la majorité des cas, les symptômes que nous avons mentionnés plus haut feront reconnaître la syphilis héréditaire tardive. L'école allemande ne partage pas, en général, au sujet de la syphilis héréditaire tardive, l'opinion de Fournier, c'est-à-dire qu'elle n'admet pas que la période de début se soit passée sans manifestations.

Traitement. L'extirpation du chancre, même lorsqu'elle est pratiquée le plus hâtivement et de la façon la plus large, n'a de chance d'empêcher l'infection générale, que dans un très petit nombre de cas seulement. On n'y recourra donc que si la localisation de la sclérose est favorable pour l'excision (par exemple s'il siège sur le prépuce ou le fourreau de la verge). Cette opération est très facile ; on la fait suivre d'une suture. En la tentant, on espère obtenir une guérison rapide du chancre, et, grâce à la soustraction d'une quantité assez considérable de virus, l'atténuation de la syphilis[1]. Il arrive très souvent que l'on voit se produire, après l'extirpation, une induration de la cicatrice, ou un nouveau chancre. Il faut rejeter d'une manière absolue les cautérisations (spécialement avec le crayon au nitrate d'argent), du traitement des érosions et des ulcères suspects, car elles déterminent fréquemment des indurations artificielles qui rendent le diagnostic plus difficile. La cautérisation énergique avec le Paquelin dans le but d'enrayer le développement de l'accident primaire se justifierait mieux. Lorsque le chancre est déjà formé et que la sécrétion est peu intense, on le pansera avec le calomel ou le dermatol en poudre (ce dernier médicament a une action réellement spécifique), et l'on fera plusieurs fois par jour des lotions au sublimé. Si le chancre est profondément ulcéré, on aura recours à l'iodoforme en solution éthéro-alcoolique, à l'europhène, et, si l'inflammation est intense, aux pansements ou aux enveloppements humides avec le sublimé. L'application d'un emplâtre mercuriel suffira, quand on ne constatera qu'une induration accompagnée ou non d'une sécrétion minime : il hâtera l'épidermisation et la régression. Son emploi est surtout pratique, lorsque le chancre siège à l'orifice du canal de l'urèthre.

Une question très importante est celle de savoir à quel moment il convient de commencer le traitement général de la syphilis. On est d'accord, en général, pour admettre que le mercure ne doit pas être administré avant que le diagnostic ne soit absolument certain. Or, le diagnostic n'est souvent possible

---

[1] Je ne connais aucun cas d'infection syphilitique arrêtée par l'excision du chancre (Gaucher).

qu'après l'apparition des manifestations générales, et d'autre part, on ne peut dire que les symptômes seront prévenus ou amendés avec certitude par l'institution précoce du traitement. Le traitement général devrait donc rationnellement être commencé dès l'apparition du premier exanthème[1]. Toutefois, il paraît justifié dans les cas où le traitement local d'un chancre ulcéreux ou gangréneux (bains permanents, iodoforme, etc...) resterait sans résultat.

Parmi les méthodes externes d'administration du mercure, il faut citer en première ligne celles qui reposent sur l'absorption du mercure par la peau. Les bains de sublimé ne sont efficaces, quand la peau est intacte, que s'ils sont administrés sous forme de bain à deux compartiments de Gärtner ; dans les cas de lésions épithéliales étendues, comme on en rencontre souvent dans la syphilis héréditaire, par exemple, ainsi que dans les cas d'ulcérations, ils ont une action favorable, à la fois générale et locale. — Il faut citer aussi l'application cyclique d'emplâtres mercuriels, principalement chez les enfants, les badigeonnages à la traumaticine au calomel, et les frictions mercurielles. Celles-ci constituent la méthode la meilleure et la plus sûre. Les frictions mercurielles se font avec l'onguent mercuriel officinal, le vasogène ou le savon mercuriel ou enfin, avec la pommade mercurielle à la résorbine. Cette dernière est surtout recommandable à cause de la propreté de son emploi et de la facilité avec laquelle elle se résorbe. Tous ces produits contiennent 33 p. 100 de mercure. Pour les enfants, la dose est de $0^{gr},50$ à $1^{gr},50$; pour les adultes, de 3 à 5 grammes par jour. Comme l'a enseigné le premier Sigmund, les frictions doivent être faites d'une manière cyclique, c'est-à-dire que l'on frictionne chaque jour une nouvelle région, de manière à couvrir de pommade en six jours, presque toute la surface du corps ; le septième jour, le malade prend un bain savonneux. Les frictions seront faites de préférence par le malade lui-même, à raison de un gramme de pommade pour cinq minutes de friction ; on lui recommandera de choisir les régions dépourvues de poils. La cure est complète après trente ou trente-six frictions. On veillera à ce que l'alimentation soit fortifiante et l'on soumettra le malade au contrôle de la pesée.

Pour éviter les inconvénients de la cure de frictions — dans laquelle l'absorption du mercure se fait principalement par les voies respiratoires, — on a cherché à la remplacer par une simple application d'onguent gris sur la peau, ou par le port d'un tablier imprégné de mercure (Merkolintschurz).

[1] Le traitement doit être commencé dès que le diagnostic est certain et il est très souvent certain avant l'apparition de l'exanthème (Gaucher).

Mais en réalité, aucune de ces méthodes ne vaut une cure de frictions bien faites. Le tablier peut être recommandé avec avantage comme traitement consécutif ou préalable à la cure de frictions.

Pour ce qui est de l'usage interne du mercure, le calomel, ainsi que le tannate de mercure, sont recommandables : le calomel, à petites doses, principalement chez les enfants et les hérédo-syphilitiques ; le tannate de mercure, en pilules de 0,10 gr., à la dose de deux pilules par jour. En cas de diarrhée, on ajoutera un peu de tannin ou d'opium (0,1 gr. par pilule). Le traitement interne ne vaut pas la cure de frictions [1].

Les injections mercurielles jouissent d'une grande faveur à cause de la propreté et de la commodité de leur emploi, à cause aussi de leur efficacité réelle. Parmi les sels solubles de mercure, on se sert généralement du sublimé, selon la formule de Müller-Stern (1 sublimé, 10 sel de cuisine, sur 100 eau), dont on injecte quotidiennement le contenu d'une seringue de Pravaz[2]. L'injection d'une dose plus considérable de cette solution, même avec des intervalles plus longs, expose à l'intoxication. Les sels non solubles de mercure sont d'un usage plus commode, parce que l'on peut espacer davantage les injections ; elles sont aussi plus efficaces. Parmi ces injections, il faut citer avant tout l'injection de calomel qui constitue la méthode la plus active du traitement mercuriel, et qui donne d'excellents résultats dans les cas de syphilis maligne (calomel à la vapeur, 1 ; huile d'olives stérilisée, 9 ; tous les quatre jours, le contenu d'une demi-seringue ; si l'injection est bien supportée, on injectera une seringue entière de la préparation, par semaine ; cinq injections suffiront pour une cure). L'action du salicylate de mercure et du thymolate de mercure est moins énergique que celle du calomel qui donne lieu facilement à de l'entérite ou à une stomatite grave, mais elle équivaut à peu près à celle d'une cure de frictions : on débute par une à trois demi-seringues de Pravaz, à trois jours d'intervalle ; puis, une seringue entière tous les cinq ou six jours, en tout six à huit seringues. Ces injections seront pratiquées de préférence dans les couches supérieures des muscles fessiers ; on préviendra le danger d'embolie pulmonaire en recommandant de faire une

---

[1] Le meilleur médicament mercuriel interne est le sublimé, que l'on donne à la dose de 1 centigramme par pilule ; deux pilules par jour (Gaucher).

[2] Les injections de sublimé ne sont pas mauvaises ; mais la meilleure préparation injectable est la solution de benzoate de mercure, au centième, dans le sérum chloruré isotonique. Il faut employer le benzoate de mercure chimiquement pur, préparé extemporanément et lavé pendant très longtemps. C'est l'injection la moins douloureuse, la plus sûre et la moins dangereuse. — Les injections de sels solubles sont bien supérieures aux injections de sels insolubles ; elles ont une action plus régulière, plus constante et n'exposent pas aux dangers de l'accumulation du médicament (Gaucher).

aspiration après la piqûre. Chez les sujets cachectiques ou faibles, et spécialement chez les tuberculeux qui ont facilement des hémoptysies après ces injections, on évitera, en général, l'emploi des sels non solubles.

Dans toute cure mercurielle, les soins de la bouche sont de la plus grande importance. Dans la plupart des cas, la stomatite pourra être évitée si le malade se conforme aux prescriptions suivantes : il se brossera les dents fréquemment (surtout avant le coucher), après les avoir fait préalablement visiter et arranger ; il procèdera à des rinçages de la bouche avec une eau dentifrice faiblement antiseptique et astringente, par exemple avec une solution diluée d'acétate d'alumine, d'eau oxygénée, de chlorate de potasse, de teinture de ratanhia, de teinture de myrrhe, etc... Si malgré ces précautions, la stomatite se produit, elle guérira d'ordinaire, rapidement, dès que l'on aura cessé l'administration du mercure, ou grâce à des rinçages et des badigeonnages avec l'une des solutions que nous venons de citer, et dont on pourra augmenter la concentration, ou bien avec le baume du Pérou ; on aura recours aussi, le cas échéant, aux cautérisations avec le crayon au nitrate d'argent, avec l'acide bromique, avec l'acide chromique[1], etc. En cas d'intolérance idiosyncrasique pour le mercure, on habituera peu à peu le malade. L'usage du tabac sera interdit aux syphilitiques pendant la cure. Il y a avantage, à la fin d'une cure mercurielle, à prescrire l'iodure de potassium, à la dose d'environ 2 grammes par jour. Cette médication est particulièrement indiquée à la période tertiaire où elle constitue le moyen par excellence pour combattre les néoformations gommeuses ou tuberculeuses, ainsi que les ulcérations. L'iodure de potassium aussi bien que l'iodure de sodium, d'ammonium, de lithium ou de strontium, sont administrés dans une assez grande quantité de lait ou d'eau minérale, à la dose d'un gramme trois à six fois par jour. Leur emploi même prolongé ne provoque que rarement des manifestations désagréables, à part un coryza et de l'acné iodiques. Un iodisme intense, parfois fébrile, s'observe chez certaines personnes prédisposées ; dans ce cas, on remplacera les iodures par l'iodipine que l'on administrera jusqu'à disparition complète de tous les symptômes, soit à l'intérieur, à la dose d'une cuillerée à dessert trois fois par jour, de la préparation à 10 p. 100 ; soit en injections hypodermiques, à raison d'une injection quotidienne de 10 grammes d'une solution d'iodipine à 25 p. 100. Dans les cas de syphilis tardive, on prescrira concurremment avec l'iodure, ou préalablement, une cure mercurielle. S'il s'agit d'une syphilide tardive

---

[1] Surtout avec la teinture d'iode (Gaucher).

particulièrement rebelle des os ou d'un organe interne, on peut retirer de grands avantages de la cure de Zittman, surtout si l'on se sert de l'ancienne formule : boire le matin, 300 grammes de la décoction concentrée et chaude de Zittmann (préparée avec le calomel) ; après cela sudation de plusieurs heures ; l'après-midi, 300 grammes de décoction faible de Zittmann, prise froide.

Un traitement local rationnel hâte la guérison des manifestations syphilitiques : les syphilides papulo-squameuses de la paume de la main et de la plante du pied seront recouvertes d'emplâtre mercuriel après avulsion de la couche cornée épaissie au moyen de pommades ou d'emplâtres macérants ; les condylomes hypertrophiques cèdent rapidement aux badigeonnages avec un mélange de calomel et d'eau salée. Les ulcérations de la peau seront pansées avec le calomel en poudre ; s'ils sont le siège d'une sécrétion assez forte, on aura recours à des enveloppements humides au sublimé ou à l'iodoforme en poudre. Les séquestres osseux seront extraits après qu'ils se seront complètement détachés, et les tissus nécrosés seront enlevés. Les plaques muqueuses seront traitées par les badigeonnages ou par le spray au sublimé, ou cautérisées avec l'acide chromique à 10 p. 100, avec le nitrate d'argent, ou éventuellement avec ces deux agents combinés. Les ulcérations tertiaires des muqueuses guérissent le plus souvent sans traitement local ; leur guérison sera hâtée par les applications locales de sublimé ou de nitrate d'argent.

Le traitement de la syphilis héréditaire est généralement le même que celui de la syphilis acquise ; il va sans dire qu'en raison de l'âge du malade les doses seront moins élevées.

Au cours de l'évolution d'une syphilis, le patient sera soumis à une nouvelle cure, chaque fois que des récidives se produiront. Si de nouveaux accidents ne réapparaissent pas, la cure chronique intermittente de Fournier devra être appliquée et sera souvent très utile ; elle n'est jamais nuisible si le médecin suit consciencieusement son malade et a soin de laisser un assez long intervalle entre deux cures. La statistique des cas de syphilis tardive et celle des affections para-syphilitiques plaident fortement en faveur de cette méthode.

CHANCRE MOU

PLANCHE LXXXVI.

La pénétration du strepto-bacille de Unna-Ducrey par une lésion superficielle ou profonde de la peau, produit, après une période d'incubation de vingt-quatre à quarante-huit heures, une vésicule à base infiltrée qui fait place à une ulcération : c'est le chancre mou que l'on observe presque toujours à la région génitale, rarement en d'autres régions. Ce chancre est généralement multiple et, par sa configuration, ressemble au chancre syphilitique (fig. 156). Dans son ensemble le chancre est mou, le fond lardacé, les bords irréguliers, nettement découpés, et rarement minés à la base. L'infection d'un follicule donne naissance au chancre folliculaire qui paraît taillé à l'emporte-pièce ; la prolifération exagérée des granulations produit le chancre mou surélevé (ulcus molle elevatum). Après quelques semaines le fond de l'ulcère se nettoie et, tandis que jusque-là le chancre était inoculable d'une manière quasi indéfinie, pouvant donner naissance à un nombre illimité de nouveaux chancres, inoculables à leur tour, il se transforme en un ulcère bénin qui cesse d'être contagieux. Il peut arriver, mais ces cas sont rares, que l'on voie se produire chez des diabétiques, chez des cachectiques, parfois aussi chez des sujets tout à fait sains, un vaste ulcère qui s'étend en surface et en profondeur, devient gangréneux et va jusqu'à déterminer des destructions considérables : chancre mou gangréneux[1] (fig. 157). Le chancre mou serpigineux est plus rare encore : ici la lésion s'étend d'un côté pendant que la réparation se fait de l'autre ; ce chancre a une évolution essentiellement chronique, et peut envahir peu à peu de grandes surfaces.

Dans le chancre mou l'infection est purement locale ; sa seule complication

Fig. 156. — Moulage de la clinique de Fribourg (Johnsen).
Fig. 157. — Moulage de la clinique du professeur Lesser, à Berlin (Kolbow).

---

[1] Ou phagédénique (Gaucher).

est l'envahissement des lymphatiques de la région. Lorsqu'elle se produit, on voit se former le long des vaisseaux lymphatiques des élevures hémisphériques (bubonuli, fig. 156) qui s'ouvrent et parfois deviennent chancreuses c'est-à-dire qu'elles empruntent tous les caractères du chancre. Dans les ganglions lymphatiques du voisinage se développent des bubons qui se comportent comme de simples abcès ganglionnaires, ou bien, une fois ouverts, deviennent chancreux.

Le *diagnostic* du chancre mou est facile dans les cas typiques si l'on tient compte de sa multiplicité habituelle et de l'ensemble des signes cliniques. Pour éviter la confusion avec l'herpès génital, il faut se rappeler que celui-ci est très superficiel. L'absence d'induration cartilagineuse ainsi que les caractères de l'engorgement ganglionnaire le distingueront du chancre syphilitique. Le chancre mou mal soigné, cautérisé, par exemple, avec le nitrate d'argent[1] peut s'indurer et présenter l'aspect d'un chancre dur. Il est à noter également que le chancre mou et le chancre dur peuvent être inoculés simultanément : chancre mixte. L'inoculation expérimentale simplifie le diagnostic ; elle se fait à la peau de l'abdomen et est sans danger[2].

Le *pronostic* du chancre mou ordinaire est absolument favorable ; celui du chancre mou serpigineux et gangréneux devra être réservé.

Le *traitement* du chancre mou aura pour objet avant tout de transformer le chancre en un ulcère ordinaire. On atteindra ce but par une cautérisation avec l'acide phénique liquide, ou par l'emploi de la chaleur rayonnante, au moyen du Paquelin. Le traitement sera ensuite continué par l'application de l'iodoforme, de préférence en solution éthéro-alcoolique ; enfin une pommade faible au nitrate d'argent favorisera l'épidermisation. L'ablation du chancre mou, après anesthésie préalable au chlorure d'éthyle, l'écochléation ou la cautérisation avec le Paquelin amènent une guérison rapide. Pour favoriser la fonte des bubons, on aura recours aux cataplasmes ; on pourra ensuite les inciser. Il y a lieu également d'essayer l'évacuation du pus au moyen d'un trocart, en la faisant suivre d'une injection avec une solution de nitrate d'argent. Le traitement des bubons chancreux sera le même que celui du chancre.

[1] Ou traité par la poudre de calomel ou la pommade au calomel (Gaucher).

[2] A condition que l'on détruise rapidement le chancre d'auto-inoculation (Gaucher).

TABLE DES MATIÈRES

AFFECTIONS CUTANÉES

	Planches.	Fig.	Pages.
Achromie. Vitiligo, voir vitiligo.			
Acné vulgaire (acné simple ou juvénile ou ponctuée), comédons (de la face)	XLIV	81	89
Acné vulgaire, comédons (du dos)	XLIV	82	89
— varioliforme de Bazin, voir molluscum contiagiosum.			
— rosacée	XLVI	85	97
— nécrotique (varioliforme)	XIV	84	95
— bromique, voir toxicodermie bromique.			
— hypertrophique, voir rhynophyma.			
— varioliforme, voir molluscum contagiosum.			
— iodique, voir toxicodermie iodique.			
— pilaire cicatricielle, voir acné nécrotique.			
Actinomycose de la peau	XXXVIII	71	73
Alopecia areata	LXXII	130	159
Angiomes séniles, voir verrues séniles.			
Area Celsi, voir alopecia areata.			
Asphyxie locale des extrémités, voir maladie de Raynaud.			
Athéromes multiples de la peau	LVI	103	119
Atrophodermie pigmentaire, voir xérodermie pigmentaire.			
Cancroïde, voir ulcus rodens.			
Carcinome de Jacob, voir ulcus rodens.			
Carcinomes séniles, voir verrues séniles.			
Charbon	XXXVIII	70	71
Cheiropompholix, voir dysidrosis.			
Chloasma	LI	95	107
Comédons, voir acné vulgaire (de la face).			
Condylomes acuminés, voir papillomes.			
— sous-cutanés, voir molluscum contagiosum.			
Condylomatose pemphigoïde maligne, voir pemphigus végétant de Neumann.			
Couperose, voir acné rosacée.			
Croûte de lait, voir eczéma chronique des enfants.			
Dermatite confusiforme, voir érythème noueux.			
— herpétiforme (Duhring)	XLIII	80	87
— lichénoïde prurigineuse, voir lichen simple chronique (Vidal).			
Dermatomycose faveuse, voir favus.			
Dysidrosis	XLI	76	79

	Planches.	Fig.	Pages.
Ecthyma gangréneux	LXVIII	123	147
Eczéma aigu pigmenté	LXII	113	137
— artificiel, voir eczéma professionnel.			
— chronique infantile (croûte de lait)	LXVI	120	139
— chronique squameux avec eczéma unguéal	LXIII	115	137
— chronique de la paume de la main	LXIII	116	140
— professionnel	LXV	119	140
— figuré (flanellaire), voir eczéma séborrhéïque du sternum.			
— folliculaire (en plaques)	LXII	114	141
— madidans (rubrum)	LXIV	117	137
— mamellaire de Paget, voir maladie de Paget.			
— mycotique, voir eczéma séborrhéïque de Unna.			
— orbiculaire de la bouche	LXV	118	140
— psoriasiforme, voir eczéma séborrhéïque du sternum.			
— rubrum, voir eczéma madidans.			
— séborrhéïque du sternum (psoriasiforme)	LXVII	122	142
— séborrhéïque de Unna	LXVI	121	142
Engelures	VII	11	11
Elephantiasis secondaire, voir lupus vulgaire (scléreux).			
— des Grecs, voir lèpre tubéreuse.			
Epithélioma, voir ulcus rodeus.			
— contagieux, voir molluscum contagiosum.			
Eruptions médicamenteuses, voir toxicodermie.			
Erythème centrifuge, voir lupus érythémateux.			
— exsudatif multiforme (érythème iris de la paume de la main)	I	1	1
— exsudatif multiforme (du dos de la main)	I	2	1
— exsudatif multiforme (papuleux)	II	3	1
— exsudatif multiforme (vésiculeux)	II	4	1
— induré des scrofuleux, de Bazin	XVI	29	27
— iris, voir érythème multiforme.			
— noueux (contusiforme)	III	5	3
— papuleux desquamatif, voir pityriasis rosé.			
— pernio, voir engelures.			
— polymorphe, voir érythème exsudatif multiforme.			
— toxique, voir toxicodermie.			
Erythrasma	XXII	42	35
Favus (avec godets) de la tête	XXIV	44	39
— du corps	XXIV	45	39
Fibrome molluscoïde	LVI	102	117
Fibromatose cutanée, voir molluscum fibreux.			
Fièvre scarlatine, voir scarlatine.			
Folliculite de la barbe (sycosis)	XLV	83	93
Gale de la main	LXIX	125	151
— du pénis	LXX	127	152
— pustuleuse	LXX	126	151
Gangrène des extrémités, voir maladie de Raynaud.			
Gommes scrofuleuses, voir lupus vulgaire.			
Goutte rosée, voir acné rosacée.			
Granulome fongoïde, voir mycosis fongoïde.			
Herpès circiné, voir érythème exsudatif multiforme vésiculeux.			
— fébrile, voir herpès labialis.			
— iris, voir érythème multiforme.			
— labial	XXXIX	72	75
— pemphigoïde, voir dermatite herpétiforme de Duhring.			

	Planches.	Fig.	Pages.
Herpès progénital	XXXIX	73	75
— simple, voir herpès labial, progénital.			
— tonsurant, voir trichophytie.			
— tonsurant maculeux, voir pityriasis rosé.			
— zoster	XL	74	77
— zoster gangréneux	XLI	75	77
Hydroa prurigineux, voir dermatite herpétiforme de Duhring.			
— vésiculeux, voir érythème multiforme vésiculeux.			
Hyperkératose palmaire, voir toxicodermie arsenicale.			
Ichtyose (nitida et verruqueuse)	XXXIII	62	57
Impétigo contagieux	LXXI	123	149
Kéloïde	LVII	105	123
Kératose pilaire, voir lichen pilaire.			
Kérion Celsi, voir trichophytie profonde.			
Kystes épidermiques, voir athéromes multiples.			
— sébacés, voir athéromes multiples.			
Lèpre anesthésique	XVIII	33	29
— tubéreuse de la face	XVII	30	29
— tubéreuse de la main	XVII	31	29
— tubéreuse du pied	XVIII	32	29
— de Willan, voir psoriasis gyrata.			
Leucopathie acquise, voir vitiligo.			
Leucoplasie linguale (leucoplasie)	XXXI	58	49
Lichen annulaire serpigineux, voir eczéma séborrhéïque du sternum.			
— circonscrit de Willan.			
— circumscriptus de Rayer, voir lichen scrofulosorum.			
— circiné.			
— gyraté.			
— corné, voir lichen plan verruqueux.			
— pilaire	XXXIII	61	55
— plan annulaire	XXX	55	46
— plan atrophique	XXIX	54	46
— plan de la muqueuse de la bouche	XXXI	57	46
— plan verruqueux	XXX	56	46
— ruber plan (lichen, plan de Wilson)	XXIX	53	46
— des scrofuleux	XVI	28	25
— simple chronique de Vidal	XXXII	59	51
— ortié, voir urticaire chronique des enfants.			
Liodermie essentielle avec atrophie et télangiectasie, voir xéroderma pigmentosum.			
Loupes, voir athéromes multiples.			
Lupus érythémateux de l'oreille	VIII	14	15
— — de la tête	IX	16	15
— — de la face	VIII	13	15
— — de la main	IX	15	15
— vulgaire exfoliant ; corne cutanée	X	18	17
— — de la face (lésions très graves)	XII	22	18
— — — (épithélioma)	XII	21	18
— — hypertrophique	XI	19	17
— — maculeux	X	17	17
— — de la main	XI	20	18
— — (mutilation)	XIV	25	18
— — scléreux, éléphantiasis secondaire	XIV	24	18
— — serpigineux	XIII	23	17
— tuberculeux, voir lupus vulgaire.			

	Planches.	Fig.	Pages.
Lupus vulgaire verruqueux.			
Lymphangite tuberculeuse	XV	26	18
— — voir lupus verruqueux.			
Mal perforant du pied, voir lèpre tubéreuse.			
Maladie de Paget du mamelon	LIX	108	129
— de Raynaud	VII	12	13
Mélanodermie lenticulaire progressive, voir sclérodermie pigmentée.			
— par phtiriase des vêtements	LXXI	128	155
— utérine, voir chloasma.			
Microsporie, voir trichophytie du cuir chevelu.			
Molluscum contagiosum	LVII	104	121
— fibreux, voir fibromes molluscoïdes.			
Morphée, voir sclérodermie.			
Mycosis fongoïde	LXI	112	135
— tonsurant, voir trichophytie.			
Nævus télangiectasique angiomateux ou vasculaire	LIII	97	109
— linéaire neuropathique, ou unilatéral, ou zoniforme	LIII	98	110
— papillomateux ou verruqueux	LII	96	109
Névrodermite chronique circonscrite, voir lichen simple chronique.			
Névrofibromes, voir fibromes molluscoïdes.			
Onychomycose trichophytique, voir trichophytie des ongles.			
Onychie eczémateuse, voir eczéma chronique des ongles.			
— psoriasique, voir psoriasis vulgaire des ongles.			
Papillome	LV	101	115
Papillomes séborrhéiques, voir verrues séniles.			
Pemphigus aigu, voir impétigo contagieux.			
— des nouveau-nés.			
— aigu contagieux des nouveau-nés	XLIII	79	85
— prurigineux, voir dermatite herpétiforme.			
— végétant de Neumann	XLII	77	82
— vulgaire	XLII	78	81
Péliose, voir purpura hémorragique.			
Pityriasis rosé (p. maculeux et circiné ou rubra aigu)	XXII	41	33
— rubra pilaire de Devergie	XXII	60	53
— versicolor	XXIII	43	37
Porrigo decalvans, voir alopécie en aires.			
— favique, voir favus.			
Prurigo du bras	XXXIV	64	59
— de la cuisse	XXXIV	63	59
Psoriaris vulgaire diffus et nummulaire	XXV	47	42
— guttata et ostracea	XXV	46	42
— vulgaire gyraté et serpigineux	XXVI	48	41
— — du sillon coronaire	XXVIII	51	41
— — rupioïde	XXVII	50	42
— — des ongles	XXVII	49	42
— lingual, voir leucoplasie de la langue.			
Purpura hémorragique	III	6	5
Pustule maligne, voir charbon.			
Rhinophyma	XLVI	86	97
Rosacée, voir acné rosacée.			
Roséole squameuse, voir pityriasis rosé.			
Rougeole	XXXVII	68	67
Sarcomatose de la peau	LX	110	133

	Planches.	Fig.	Pages.
Scarlatine	XXXVII	69	69
Sclérodermie circonscrite du front	L	92	103
— — du bras	L	93	103
Séborrhée congestive, voir lupus érythémateux.			
— circonscrite de Duhring, voir eczéma séborrhéïque du sternum.			
Strophulus, voir urticaire chronique des enfants.			
Sycosis parasitaire, voir trichophytie profonde de la barbe.			
— simple ou non parasitaire ou coccogène, voir folliculites de la barbe.			
Taches bleues, phtiriase du pubis	LXXI	129	157
Teigne faveuse, voir favus.			
— pelade, voir alopécie en aires.			
— trichophytique, voir trichophytie du cuir chevelu.			
Toxicodermie antipyrinique	XLVIII	89	100
— arsénicale	XLVIII	90	99
— copahivique	XLIX	91	100
— bromique	XLVII	87	100
— iodique	XLVII	88	99
Trichophytie annulaire (iris)	XIX	34	32
— du cuir chevelu (microsporie)	XX	36	31
— profonde de la barbe (sycosis parasitaire)	XXI	40	32
— — du cuir chevelu (Kérion Celsi)	XX	37	32
— — de la main	XIX	35	32
— — de la nuque	XXI	39	32
— des ongles	XX	38	33
Tubercule anatomique, voir verrue nécrogénique.			
Tuberculose milio-papuleuse agrégée, voir lichen des scrofuleux.			
— papuleuse lichénoïde ou folliculaire, voir lichen scrofulosorum.			
— verruqueuse de la peau, voir lupus verruqueux.			
Ulcus rodens (épithélioma)	LIX	109	131
Ulérythème centrifuge, voir lupus érythémateux.			
Urticaire	IV	7	7
— chronique des enfants (strophulus)	VI	10	7
— pigmentaire	V	9	8
— rouge	V	8	7
Varicelle chez les adultes	XXXV	66	65
— chez les enfants	XXXVI	67	65
Variole	XXXV	65	61
Végétations, voir papillomes.			
Verrues gonorrhéiques, voir papillomes.			
— nécrogéniques	XV	27	23
— séborrhéiques, voir verrues séniles.			
— séniles ; cavernomes séniles	LIV	99	110
— vulgaires	LV	100	113
Vitiligoïde, voir xanthome.			
Vitiligo	LI	94	105
Xanthome (xanthélasma)	LVIII	106	125
Xerodermie pigmentaire	LVII	107	127

AFFECTIONS VÉNÉRIENNES

	Planches.	Fig.	Pages.
Alopécie syphilitique	LXXII	131	166
Bubonulus, voir chancre mou.			
Chancre mou (bubonulus)	LXXXVI	156	177
— — gangréneux	LXXXVI	157	177
— — phagédénique, voir chancre mou gangréneux.			
— syphilitique du doigt	LXXIV	136	162
— — de la lèvre supérieure	LXXIV	135	162
— — de la langue	LXXIII	134	162
— du sillon coronaire	LXXIII	132	161
— du prépuce	LXXIII	133	161
Exanthème maculeux, voir syphilide maculeuse.			
— — orbiculaire, voir syphilide maculeuse récidivante.			
— papuleux lenticulaire, voir syphilide papuleuse lenticulaire.			
— — orbiculaire, voir syphilide papuleuse orbiculaire.			
— papulo-squameux, voir syphilide papulo-squameuse.			
— papuleux, voir syphilide papuleuse.			
Leucodermie syphilitique	LXXX	46	42
Pemphigus syphilitique, voir syphilis héréditaire.			
Plaques opalines, voir syphilis papuleuse de la muqueuse buccale.			
Psoriasis syphilitique, voir syphilide papulo-squameuse.			
Roséole, voir syphilis maculeuse.			
— récidivante, voir syphilide maculeuse récidivante.			
Rupia syphilitique, voir syphilis maligne.			
Syphilide annulaire ou circinée, voir syphilide papuleuse orbiculaire.			
— frambœsiforme	LXXXI	148	168
— gommeuse de la langue	LXXXIII	152	167
— — du nez	LXXXIII	151	167
Syphilis héréditaire.			
a. Pemphigus syphilitique	LXXXV	154	170
b. Syphilis des os du nez	LXXXV	155	170
Syphilide lichénoïde, voir syphilide miliaire papuleuse.			
— maculeuse (roséole)	LXXV	137	163
— — récidivante (roséole récidivante)	LXXVI	138	164
— maligne (rupia syphilitique)	LXXXI	147	168
— miliaire papuleuse (lichénoïde)	LXXX	145	165
— des os, du nez, voir syphilis héréditaire.			
— papuleuse (condylomes larges)	LXXIX	143	164
— — lenticulaire	LXXVII	139	164
— — de la muqueuse de la bouche (plaques opalines)	LXXVII	140	164
— — orbiculaire	LXXIII	141	164
— papulo-squameuse	LXXVIII	142	164
— psoriasiforme, voir syphilis papulo-squameuse.			
— pigmentaire, voir leucodermie.			
— pustuleuse	LXXIX	144	165
— tertiaire de la paume de la main	LXXXII	150	166
— tubéreuse	LXXXII	149	168
— ulcéro-serpigineuse	LXXXIV	153	166

ÉVREUX, IMPRIMERIE DE CHARLES HÉRISSEY

www.ingramcontent.com/pod-product-compliance
Ingram Content Group UK Ltd.
Pitfield, Milton Keynes, MK11 3LW, UK
UKHW020124200726
13856UKWH00002B/721

9 782012 878808